皮肤及性传播疾病
中西医诊疗与防治实践

刘国厚　主编

中国纺织出版社有限公司

图书在版编目（CIP）数据

皮肤及性传播疾病中西医诊疗与防治实践/刘国厚
主编.——北京：中国纺织出版社有限公司，2020.7
ISBN 978-7-5180-7628-4

Ⅰ.①皮… Ⅱ.①刘… Ⅲ.①皮肤病–中西医结合–
诊疗②性病–中西医结合–诊疗 Ⅳ.①R75

中国版本图书馆CIP数据核字（2020）第123131号

策划编辑：樊雅莉 责任校对：王花妮 责任印制：王艳丽

中国纺织出版社有限公司出版发行
地址：北京市朝阳区百子湾东里A407号楼 邮政编码：100124
销售电话：010—67004422 传真：010—87155801
http：//www.c-textilep.com
中国纺织出版社天猫旗舰店
官方微博http://weibo.com/2119887771
三河市宏盛印务有限公司印刷 各地新华书店经销
2020年7月第1版第1次印刷
开本：710 x 1000 1/16 印张：10.5
字数：202千字 定价：68.00元

凡购本书，如有缺页、倒页、脱页，由本社图书营销中心调换

前　言

　　皮肤性病学不仅是一门前沿基础学科,也是一门临床实践学科。随着医学的发展,皮肤科和性病科也在迅速发展,各种先进的诊疗技术和治疗方法不断涌现,中西医结合治疗皮肤病、性病水平也得到了很大的提高,这对皮肤病、性病的治疗有一定的促进作用,使皮肤病、性病的诊断、治疗和预后发生了很大的变化。

　　本书内容清晰、翔实,特色鲜明,实用性强,充分体现了科学性、规范性和生动性。以编者长期临床经验为基础,以实用为出发点,系统阐述了各种常见皮肤病、性病的临床表现、辅助检查、诊断与中西医结合治疗。

　　在本书编写过程中,编者对稿件进行了多次认真修改,但由于编写经验不足,加之编写时间有限,书中难免存在不足乃至谬误之处,恳请各位同行批评指正。

编　者

2020 年 5 月

目　录

第一章　大疱性及遗传代谢性皮肤病 ················· （ 1 ）

　　第一节　天疱疮 ······························ （ 1 ）

　　第二节　大疱性类天疱疮 ····················· （ 8 ）

　　第三节　淀粉顽癣 ··························· （ 13 ）

　　第四节　鱼鳞病 ···························· （ 18 ）

　　第五节　睑黄疣 ···························· （ 22 ）

第二章　病毒性皮肤病 ························· （ 26 ）

　　第一节　单纯疱疹 ··························· （ 26 ）

　　第二节　带状疱疹 ··························· （ 30 ）

　　第三节　扁平疣 ···························· （ 34 ）

　　第四节　寻常疣 ···························· （ 37 ）

　　第五节　传染性软疣 ························· （ 41 ）

　　第六节　水痘 ······························ （ 43 ）

　　第七节　风疹 ······························ （ 46 ）

第三章　细菌性皮肤病 ························· （ 50 ）

　　第一节　脓疱疮 ···························· （ 50 ）

　　第二节　丹毒 ······························ （ 53 ）

　　第三节　毛囊炎、疖及疖病 ··················· （ 57 ）

第四章　真菌性皮肤病 ························· （ 60 ）

　　第一节　白癣 ······························ （ 60 ）

　　第二节　黄癣 ······························ （ 63 ）

　　第三节　手足癣 ···························· （ 67 ）

　　第四节　甲真菌病 ··························· （ 72 ）

　　第五节　体癣 ······························ （ 75 ）

第五章　血管性皮肤病 ························· （ 79 ）

　　第一节　过敏性紫癜 ························· （ 79 ）

第二节　结节性红斑 ……………………………………………………（ 82 ）

第六章　结缔组织病 …………………………………………………………（ 86 ）

第一节　红斑狼疮 …………………………………………………………（ 86 ）

第二节　硬皮病 ……………………………………………………………（ 95 ）

第七章　超敏反应性皮肤病 ………………………………………………（109）

第一节　湿疹 ………………………………………………………………（109）

第二节　荨麻疹 ……………………………………………………………（116）

第八章　银屑病 ……………………………………………………………（127）

第九章　性传播疾病 ………………………………………………………（139）

第一节　梅毒 ………………………………………………………………（139）

第二节　淋病 ………………………………………………………………（143）

第三节　非淋菌性尿道炎 …………………………………………………（145）

第四节　尖锐湿疣 …………………………………………………………（149）

第五节　生殖器疱疹 ………………………………………………………（151）

第六节　艾滋病 ……………………………………………………………（154）

参考文献 ……………………………………………………………………（159）

第一章　大疱性及遗传代谢性皮肤病

第一节　天疱疮

天疱疮是一种慢性、复发性、预后不良的严重大疱性皮肤病。临床表现特点是在外观正常的皮肤或黏膜上出现松弛性大疱,尼氏征阳性,并伴有发热、无力、食欲不佳等全身症状。好发于成年人,病情严重,可危及生命。中医文献资料中的"天疱疮""浸淫疮""火赤疮""蜘蛛疮"与本病相似。清代《外科大成·天疱疮》说:"天疱疮者,初期白色燎浆水疱,小如芡实,大如棋子,延遍及身,疼痛难忍。"清·《医宗金鉴·外科心法》关于"火赤疮"的记载中说:"此证由心火妄动,或感酷暑时临,火邪入肺,伏结而成。初起小如芡实,大如棋子,燎浆水疱色赤者火赤疮;若顶白根赤,名天疱疮。俱延及遍身,焮热疼痛,未破不坚,疱破毒水津烂不臭。"

一、病因病机

中医学认为本病多由心火脾湿内盛,外感风热毒邪,阻于肌肤而成。心火旺盛者,热邪燔灼营血,则以热毒炽盛为主;脾湿不运者,则心火内蕴与脾经湿热交阻,阴水盛阳火衰,而以湿邪蕴积为甚。"湿性重浊而黏滞",湿邪克于脾胃,湿热内蕴,水湿内停,外溢肌肤,故见本病。湿邪蕴久化热,湿火化燥,灼津耗气,胃液亏损,故病至后期每致气阴两虚,阴伤胃败。

二、临床表现

本病多见于成年人,平均发病年龄 50~60 岁。发病的年龄差别很大,可以是老年人,也可以是在儿童期发病。男性和女性的发病比例大致相等。全身的皮肤和黏膜均可累及。病程呈慢性,易复发,预后大都不良。

皮损特征是,在正常皮肤或红斑上成批出现蚕豆大小的水疱,疱壁薄,松弛而有皱褶,很易破裂。用手搓揉水疱间的正常皮肤,表皮即脱落;压迫疱顶可见疱液流向周围正常表皮内,此即为尼氏征阳性,是本病的重要特征。疱液初清后浑,可有渗血、糜烂、感染，以后结痂，遗留色素减退或沉着，有少许瘢痕。黏膜损害以口腔最常见，且 50% 患者水疱最初发生于口腔黏膜，其损害是水疱、糜烂、溃疡、出血。我国传统上将天疱疮分为 4 型，即寻常型、增生型、落叶型和红斑型。

1.寻常型和增生型

以松弛性薄壁水疱、不易愈合的糜烂、尼氏征阳性及常伴有口腔黏膜损害为特点。大部分患者有口腔黏膜损害，而且可以是初发症状，约 25% 病例于皮肤损害发生半年至 1 年前出现，并在病程中累及结膜、鼻腔、咽喉、食管及外阴黏膜。

2.落叶型和红斑型

以糜烂性水疱、尼氏征阳性、表面结痂脱屑及紫外线可诱发加重为特点，常不伴有黏膜损害。

上述 4 型天疱疮可以相互转化。天疱疮和大疱性类天疱疮可以并发，两者皮损可以同时或先后出现，但两者的病理变化和直接荧光检查均显示不同。

三、诊断

1.寻常型天疱疮

(1)皮肤损害：皮损为大小不等的浆液性松弛性水疱和大疱，常发生在外观正常的皮肤上，少数发生在红斑基底上，壁薄而松弛，易破，尼氏征阳性。大疱破裂后难以愈合，渗出明显，有腥臭味，瘙痒。

(2)黏膜损害：几乎均有口腔黏膜受累，糜烂，边界不清，上覆盖灰白色鳞屑，完整水疱罕见。愈合缓慢，疼痛，影响进食。

(3)发病特征：好发于中年人，损害首发于口腔，其次累及躯干上部、头和颈。全身均可见皮损，但以受摩擦和压迫部位多见且严重。

2.增生型天疱疮

(1)基本损害：早起皮损类似于寻常型天疱疮，松弛的大疱变成糜烂，很快形成肉芽，呈疣状或者乳头瘤样增生。也有口腔黏膜损害，但出现较迟，疼痛明显。

(2)发病特征：发病年龄比寻常型天疱疮早，与患者对疾病的抵抗力增加有关。好发于腋窝、臀沟、乳房下、肛周、生殖器等部位。

(3)临床分型：轻型原发损害为小脓疱，水疱不明显，病情较轻，预后良好；重型原发皮损为水疱，剥脱面以疣状增生愈合，早期可出现小脓疱。

3.落叶型天疱疮

(1)基本损害：外观正常或红斑上发生松弛性大疱。疱壁极薄，迅速破裂，形成红色、湿润微肿的糜烂面，浆液渗出形成黄褐色、油腻性叶状结痂，痂皮中心附着，边缘游离,痂下湿润,有腥臭,糜烂面极易出血,表皮浅层剥离,形成糜烂及叶状结痂,类似剥脱性皮炎,尼氏征阳性。

（2）发病特征:中年人多见。自觉疼痛和灼热。黏膜少见受累。

4.红斑型天疱疮

（1）基本损害:为散在的红斑,其上有松弛性水疱,多发于头部及躯干,四肢少见。皮损类似盘状或者系统性红斑狼疮、脂溢性皮炎,表现为局限性红斑上有鳞屑、黄痂。水疱此起彼伏,尼氏征阳性。一般无黏膜损害。自觉瘙痒,全身症状不明显。

（2）发病特征:损害主要发生于暴露部位,多见于头面、躯干上部等皮脂溢出部位。

5.实验室检查

（1）一般检查:患者多有轻度贫血,贫血常与病情严重程度成比例。白细胞总数与中性粒细胞百分比常中度增加,并多与继发感染有关。50%患者嗜酸性粒细胞增多,红细胞沉降率多增快。血清总蛋白、白蛋白偏低,球蛋白正常,免疫球蛋白的改变报道不一。

（2）细胞学检查:用钝刀轻刮糜烂面,薄涂于玻片上,然后固定,瑞氏染色,可发现天疱疮细胞。细胞呈圆形或卵圆形,细胞间桥消失,核圆形,色淡染,可见核仁,胞质嗜碱性,在细胞边缘变得较致密,形成深蓝色晕。天疱疮细胞聚集成群或孤立散在。

（3）组织病理:不同类型天疱疮组织病理也有所差别。寻常型及增生型:表皮棘细胞层下方,尤其是基底层上棘细胞松解,产生裂隙、水疱,疱底为一层基底细胞,疱内可见棘层松解细胞。增生型后期可见乳头瘤样增生。落叶型及红斑型:表皮颗粒层及其下方发生棘细胞松解,形成裂隙、大疱,可见类似角化不良的谷粒细胞。

四、鉴别诊断

1.大疱性类天疱疮

老年人多见,正常皮肤或红斑基础上出现张力性水疱、大疱,尼氏征阴性,但是在炎性红斑上压迫水疱,有时可移动,而正常皮肤绝无擦脱现象。一般无黏膜损害,皮损多发于胸腹及四肢屈侧。自觉有明显的瘙痒。病理为表皮下疱,疱内及真皮浅层以嗜酸性粒细胞为主的浸润。直接免疫荧光示基底膜带荧光。

2.疱疹样皮炎

皮损为多形性,红斑、丘疹、水疱、风团、结痂可以并存。典型者呈环状或者半环状排列,周围红晕明显。尼氏征阴性。碘试验阳性。常不累及黏膜,自觉剧烈瘙痒。血嗜酸性粒细胞数明显增加。好发于两肩、腰骶及四肢伸侧。

3.大疱表皮松解症

本病有两种,先天性大疱表皮松解症从小发病,多见于四肢伸侧等摩擦部位,愈后留有瘢痕;药物性大疱表皮松解症有服药史,发病急,伴有较重的全身中毒症状。

4.大疱性多形红斑

为红斑基础上发生的大疱、血疱,疱周有红晕,尼氏征阴性。黏膜损害明显,口腔、唇、外阴、眼部均可发生充血、糜烂,并伴发热、关节痛、蛋白尿等症状。

以口腔损害为主要症状的患者尚须注意与阿弗他口炎、扁平苔藓及白塞病相鉴别,糜烂处细胞涂片及活检可以协助诊断。

五、辨证治疗

1.热毒炽盛证

主要证候:多为起病急骤,口腔突然发生水疱,破溃糜烂,继而全身皮肤迅速出现水疱,焮红、糜烂、灼热,或有血疱、渗血、感染,红肿疼痛,伴有高热、寒战、口渴欲饮,烦躁不安,大便秘结,小便短黄,舌红赤或红绛,苔黄腻,脉弦滑数。

治法:清热利湿,凉血解毒。

(1)常用中成药:清开灵口服液、西黄丸、西黄胶囊、安宫牛黄丸、雷公藤总苷片、昆明山海棠。

(2)简易药方:犀角地黄汤合清瘟败毒饮加减。水牛角片(先煎)40g,生地黄10g,牡丹皮10g,赤芍10g,黄芩10g,黄连10g,知母10g,生石膏(先煎)30g,玄参10g,连翘10g,苦参10g,生栀子10g。水煎服,每日1剂,分2次服。神志不清者加安宫牛黄丸或紫雪丹;高热者加生玳瑁;感染者加金银花、蒲公英、紫花地丁;便秘者加生槐米、生大黄;渗液多者加茵陈蒿,六一散;口腔糜烂者加金莲花、藏青果、金果榄。

2.脾虚湿毒证

主要证候:急性发病后,经过治疗,病情趋于稳定,但时好时坏,皮损以水疱为主,大小不等,有干燥结痂者,也有新起者,部分糜烂渗出,痂皮或大或小或粘结成片,厚薄不一,痂下湿润,食欲不佳,胸闷腹胀,大便偏稀,舌淡红,苔薄黄根腻,脉滑数或沉濡。

治法:健脾除湿,凉血解毒。

（1）常用中成药：参苓白术丸。

（2）简易药方：除湿胃苓汤加减。白术10g，厚朴10g，茯苓10g，陈皮10g，猪苓10g，泽泻10g，滑石10g，黄芩10g，栀子10g，连翘10g，大青叶10g。水煎服，每日1剂，分2次服。纳呆腹胀者，加陈皮、鸡内金、炒麦芽、砂仁、木香；伴继发感染者加草河车、金银花、半枝莲；腹胀呕吐者加厚朴、姜半夏；大便溏泄者加山药；伴乳头状增殖者加丹参、夏枯草、生龙骨、生牡蛎，红斑明显且渗液多者加生槐花。

3.气阴两伤证

主要证候：病程缠绵，或病至后期，病情稳定，多数结痂，但时有反复，水疱时伏时起，精神疲惫，体倦肢乏，形体消瘦，气短懒言，自汗盗汗，口干欲饮，口唇燥裂，腹饥饮食不多，舌质淡有齿痕，可见花剥苔或舌光无苔，脉沉细无力。

治法：益气养阴，清除余毒。

（1）常用中成药：知柏地黄丸、生脉饮。

（2）简易药方：益胃汤加减。党参10g，炙黄芪30g，茯苓10g，白术10g，山药10g，天冬10g，麦冬10g，熟地黄10g，陈皮10g，甘草6g，玄参10g，天花粉10g，金银花15g。水煎服，每日1剂，分2次服。气虚乏力显著者加太子参、北沙参；血虚者加鹿角胶、当归；自汗盗汗显著者加五味子、浮小麦、大枣、粳稻根、牡蛎；失眠多梦者加首乌藤、炒酸枣仁、刺五加；饮食无味者加鸡内金、焦三仙；水疱多且红斑糜烂显著时加黄连、黄柏、金银花、败酱草。

六、外治疗法

（1）疱破糜烂而渗出多时，用金银花30g，生地榆30g，野菊花30g，煎汤待温后外洗，然后在糜烂面上用0.5%小檗碱（黄连素）液湿纱布敷贴，合并感染者可在纱布上滴上庆大霉素溶液。

（2）皮损破溃而渗出不多时，将青黛散或化毒散用甘草油调敷患处。

（3）口腔糜烂者，用金银花15g，白菊花15g，生甘草10g，煎水含漱后，外搽锡类散或养阴生肌散。

（4）皮损结痂或层层脱落时，可外涂甘草油；痂较厚者，用黄连膏或化毒散软膏厚敷，使厚痂脱落后再处理疮面。

（5）青黛散加煅海螵蛸粉、煅牡蛎粉各等份，以麻油调匀外搽患处，每日4次。

七、其他疗法

西医治疗的关键是合理应用糖皮质激素，必要时加用免疫抑制剂，加强支持治疗,及时正确地处理局部皮损。

1.皮质类固醇

首选泼尼松,用量每日 1～1.5mg/kg。具体应用时可遵循以下推荐剂量:根据皮损占体表面积＜10％、＜30％和＞50％分为轻、中、重患者,首剂量分别给予40mg/d、60mg/d、80mg/d。如果用药 3～7d 仍不断有新疱出现,皮肤松解明显则应在首剂量基础上增加 50％直至病情控制。皮损消退 2 周后开始缓慢有规律地减药,起初每 2～4 周减药 1 次,以后每 4～8 周 1 次,每次减量 10％～15％。本病病程较长,患者往往需治疗 3～4 年或更长时间,故应进行长期随访以防止激素的不良反应。

天疱疮病程长,易复发,糖皮质激素减量应慎重。本病的治疗是长期的,维持治疗需 2～3 年,甚至更长。皮损完全控制后 10～14d 可减量,最初 1～2 周减总量的 10％,以后减量速度逐渐放慢,当减到较安全的量,相当于泼尼松 20～30mg 时,减药速度应更慢。

2.激素冲击疗法

对病情较重,口服较大剂量泼尼松仍不能控制皮损的患者可考虑激素冲击治疗,常用甲泼尼松 250～500mg/d,于 1～2h 静脉滴注,连续 3d,冲击结束后再改为口服泼尼松治疗;或静脉滴注地塞米松,30mg/d,3～5d 为 1 个疗程,每 1 个疗程间隔 2 周,间隔时间内给予泼尼松 30～40mg/d;或氢化可的松琥珀酸钠 500mg 加入 5％葡萄糖注射液 250mL 中,静脉滴注,每 6h 1 次,连用 4 次为 1 个疗程。

3.免疫抑制剂

对于皮损广泛、渗出多的重症患者或有糖皮质激素禁忌证的,在较早期即与中小剂量糖皮质激素联合应用,泼尼松量＞160mg 仍不能控制病情的患者考虑为对糖皮质激素不敏感,可联合应用免疫抑制剂。中小剂量的糖皮质激素配合中小剂量的免疫抑制剂可增强疗效,减少糖皮质激素的不良反应。常用硫唑嘌呤(AZP)100mg/d,环磷酰胺(CTX)50～100mg/d 和甲氨蝶呤(MTX),每 7～10d 肌内注射10mg。应注意防止不良反应如胃肠道反应、肝损害及骨髓抑制。

4.环孢素

应用环孢素可减少激素用量,也可用于对激素抵抗的患者。用量为 6～12mg/(kg·d),停药后易致复发,故常用 3～6mg/(kg·d)维持。

5.全面了解病情,必要时加强支持疗法

在入院之初,即做皮损分泌物培养,有针对性地使用抗生素;定期检查血、尿、便常规,摄 X 线胸片;监测血压、血糖;常规用碱性溶液漱口,防止真菌感染;口服胃黏膜保护剂,补钙、补钾。除重症及严重合并症的患者,入院时一般实验室及生化检查大多正常,在经过一段糖皮质激素及多种其他药物治疗后,加上水疱及皮肤糜烂常出现总蛋白和白蛋白降低,电解质紊乱,肝肾功能异常等。补液、补充白蛋白、纠正电解质紊乱、保肝等支持疗法尤为重要,还需针对各种合并症给予降血压、降血糖、抗感染治疗。

6.局部疗法

较大水疱可以抽去疱液,使疱壁紧贴疱底,清洁创面,去除脓痂,以 0.1% 依沙吖啶溶液对糜烂面做湿敷。换药时注意消毒隔离,保持室温,避免着凉。

八、预防与调理

(1)锻炼身体,增强体质,保持情绪稳定,注意饮食营养。

(2)预防全身和局部感染,注意跟、口腔及外阴清洁。

(3)重症卧床患者应注意翻身,以防发生压疮。

(4)高热患者应多吃新鲜的蔬菜、水果及易消化的食物。

(5)饮食应注意给予高蛋白、高维生素、低盐食物。

九、临证心得

本病来势迅猛,危害较大,急性期常常需要西医的积极治疗,中医的辨证论治仅作为辅助治疗,后期以中医调理为主,起到帮助激素尽快减量的目的。

(1)天疱疮的病机特点是心火脾湿蕴蒸肌肤,郁于血分,灼津耗气,气阴两伤,病位在心、脾、肝、肾。起病急,皮肤及口腔大量水疱,破溃糜烂,高热,烦躁者为热毒炽盛证;急性期过后,皮肤有水疱及干燥结痂,痂下有糜烂渗出者为脾湿蕴蒸证;在面部、胸背部出现大片红斑,红斑上可见松弛性大疱,糜烂面广,渗出多,并结油腻性厚痂,心烦目干者为热盛湿蕴证;病情后期,或反复不愈,水疱时伏时起,多数干燥结痂者为气阴两伤证。

(2)天疱疮急性期多属实证、热证,患者表现为全身大疱,渗出结痂,热则痒重,脉洪滑或弦滑,舌质红,黄苔或黄腻苔。治疗以清热除湿、凉血解毒为主,多用清热解毒、清营凉血、祛湿解表的药物,如地肤子、白鲜皮、防风、金银花、连翘、蒲公英、紫花地丁、黄柏、黄芩、栀子、牡丹皮、当归、生地黄、赤芍、甘草等煎汤口服。

后期则本虚标实证居多。脾虚为本,湿热、毒热为标。"治病必求其本",在整个治疗过程中应不忘健脾益气。病程日久或素体虚弱或使用糖皮质激素时间长可出现脾虚湿盛或气阴两伤证,此时以养阴益气为主,佐以清热解毒除湿。对正气不足和津液消耗等,可以用补气、养血、滋阴等药物,可选用清瘟败毒饮、清脾除湿饮。

（3）本病在急性期多使用寒凉药物,久之先伤脾胃,表现胃脘痛或腹泻等症状,因此在寒凉药物的使用过程中可以配合使用高良姜、生姜等温中反佐之品;泻心火之中药较多,但竹叶与木通配用效果较佳,因心与小肠相表里,心火往往下移小肠,二药均能上下共清,使热从小便而出;健脾祛湿之品较多,白术、茯苓、泽泻、薏苡仁可作常规用药,湿往往与热、寒、风、毒相伴,要随症加减他药。养阴生津之品组合使用应注意:养阴生津之品有润肠作用,故脾虚泄泻者不宜;甘寒滋腻之性较强的天冬不宜用于痰湿内盛者;熟地黄有碍消化,气滞痰多之腹胀、食少便溏者不宜;久服宜伍用陈皮、砂仁等理气之品。

第二节　大疱性类天疱疮

大疱性类天疱疮是一种多发于老年人,以慢性、全身泛发性表皮下水疱为主的皮肤病。临床表现特点为在红斑或者正常皮肤上出现紧张性半球形大疱,疱壁较厚不易破裂,尼氏征阴性。发病无性别差异。因其皮损类似于天疱疮,故名类天疱疮。类天疱疮属于中医学"湿疮""天疱疮""浸淫疮"范畴,《医宗金鉴·外科心法》云:"此证由心火妄动,或感酷暑时临,火邪入肺,伏结而成,初起小如芡实,大如棋子,燎浆水疱""此证初生如疥,瘙痒无时,蔓延不止,抓津黄水,浸淫成片,由心火脾湿受风而成。"现代医学认为本病是一种自身免疫性表皮下水疱性皮肤病,紧张性大疱、基底膜带 IgG 和补体 C_3 沉积以及抗基底膜带抗体是其特征。

一、病因病机

大疱性类天疱疮属于中医学"天疱疮""火赤疮"等范畴,多因年老肾气亏虚,先天难以滋养后天,导致脾虚不运,肾虚水湿泛滥,引起内生湿邪,加之外来湿热毒邪入侵,内外之湿热夹击为患,郁久化热,湿热外越而成病,此乃本病的主要病机。急性发病,水疱及大疱较多,心烦、便干者为湿热火毒证;皮损色淡,水疱较多,抓破出水,腹胀纳呆者为脾虚湿阻证;病程日久,水疱稀少,皮肤粗糙、肥厚、色沉,瘙痒夜重者或者四肢冰凉,乏力怕冷,轻度肿胀为阴虚邪恋证或阳虚水泛证。

本病为湿热之邪蕴结于皮肤,水疱在整个漫长的病程中始终反复出现,故湿邪在整个病程中始终存在。整个病机过程是初期多属实证,中后期多属以虚为主的虚实夹杂证。总之,大疱性类天疱疮的病机特点是湿热火毒,外溢肌肤,或脾虚湿蕴,化热成毒,充斥气血,伤阴耗血,阴虚邪恋,或者阳气耗损,阳虚水泛,病情反复发作,病位在肝、脾、肾。

西医学认为本病病因不明。

二、临床表现

本病多见于老年人,自觉瘙痒。好发于下腹部、大腿前内侧、前臂屈侧、腹股沟和腋窝等处,伴瘙痒。皮损为在外观正常皮肤或红斑基础上出现的紧张性水疱、大疱,疱壁较厚,呈半球状,丰满紧张,不易破溃。疱液清亮透明,偶有血疱,有的中心消退呈环形红斑样损害,疱破后露出糜烂面,很快愈合,不向周围扩展。尼氏征阴性,但在炎性红斑上压迫水疱,有时可能移动,而正常皮肤无擦脱现象。小部分患者出现口腔黏膜受损,尤其颊黏膜,有完整的水疱,不向周围扩展。

三、诊断

(1)根据好发部位、典型皮损、尼氏征阴性。

(2)实验室检查

1)组织病理:表皮下大疱,无棘层松解细胞,疱内及真皮浅层有以嗜酸性粒细胞为主的浸润。早期的病理性红斑,病理仅显示真皮浅层数量不等的嗜酸性粒细胞浸润,而无表皮下疱的形成。

2)免疫荧光:疱周皮肤 DIF 示表皮基底膜带(BMZ)线状荧光,系 IgG、C_3 沉积所致,60%～80%活动期患者血清中可检出 IgG 类抗 BMZ 抗体。

四、鉴别诊断

1.寻常型天疱疮

本病为松弛性水疱,壁薄易破,尼氏征阳性,口腔黏膜损害更常见,组织病理示表皮内疱,直接免疫荧光检查见表皮细胞间 IgG 和 C_3 沉积。

2.大疱性多形性红斑

多见于青年女性,皮损以四肢末端为主,在水肿性红斑基础上出现张力性水疱、大疱,其特征性的靶形或虹膜样损害有利于鉴别,口腔黏膜亦常受累。组织病理可见坏死的角朊细胞,免疫荧光阴性。

3.疱疹样皮炎

皮损为多形性,好发于两肩、腰骶及四肢伸侧。典型者呈环状或者半环状排列,周围红晕明显。尼氏征阴性,碘试验阳性,常不累及黏膜,自觉剧烈瘙痒。血嗜酸性粒细胞计数明显增高。

五、辨证治疗

1.湿热火毒证

主要证候:本型多见于疾病的初期。皮肤见红斑、水疱或大疱,疱壁紧张,不易破裂。若疱内容物为血性液体,发热明显,口干渴饮,小便黄,大便结,舌质红,苔黄腻,脉滑数。此乃热重于湿之证。

治法:清热泻火,解毒除湿。

(1)常用中成药:连翘败毒丸、湿毒清胶囊、雷公藤总苷片。

(2)简易药方:黄连解毒汤加减。黄芩 10g,黄连 10g,黄柏 10g,栀子 10g,生石膏(先煎)30g,生地黄 10g,赤芍 10g,淡竹叶 10g,泽泻 10g,滑石 20g,大黄(后下)6g。水煎服,每日 1 剂,分 2 次服。发热者加生石膏、知母;水疱多,基底色鲜红者加白花蛇舌草、土茯苓、牡丹皮、紫草、白茅根;心烦急躁者加莲子心、淡竹叶;瘙痒剧烈者加白蒺藜、白鲜皮、苦参;继发感染者加金银花、蒲公英、马齿苋;心悸失眠者加茯神、炒酸枣仁、生龙骨、牡蛎。

2.脾虚湿蕴证

主要证候:皮损多发于四肢,斑色淡红,上有大疱,破后渗出较多,伴有神疲乏力,腹胀纳呆,气短懒言,睡眠不实,大便溏软,舌质淡红,舌体胖大有齿痕,苔白腻,脉濡缓。

治法:健脾除湿,解毒。

(1)常用中成药:参苓白术丸、四妙丸。

(2)简易药方:除湿胃苓汤加减。党参 10g,黄芪 15g,生薏苡仁 30g,茯苓 15g,黄柏 10g,陈皮 10g,茵陈蒿 10g,车前子 10g,白术 10g,生甘草 6g,连翘 10g。水煎服,每日 1 剂,分 2 次服。大便稀软次数多者加炒怀山药、白扁豆;水疱多且渗液明显者加六一散、赤小豆;失眠者加酸枣仁、合欢花;食少纳差者加焦三仙、鸡内金、砂仁。

3.阴虚邪恋证

主要证候:老年体弱,病程日久,水疱稀少而不断出现,疱壁较厚,色素沉着明显,皮肤粗糙瘙痒,伴有口干不欲饮,失眠心烦,大便燥结,舌红少苔,脉细弱或细数。

治法:滋阴清热,调肝健脾。

(1)常用中成药:六味地黄丸合二妙丸。

(2)简易药方:六味地黄丸合加味逍遥散加减。生地黄 10g,山药 30g,当归 10g,白扁豆 30g,丹参 10g,茯苓 30g,生薏苡仁 30g,陈皮 10g,白术 10g,柴胡 10g,

泽泻 10g。水煎服,每日 1 剂,分 2 次服。大便干燥者加瓜蒌仁、决明子;口渴甚者加芦根;五心烦热者加知母、黄柏;失眠者加首乌藤、刺五加、珍珠母;瘙痒者加白鲜皮、地肤子。

4.阳虚水泛证

主要证候:多见于年龄较大、病程较长患者,病久体弱,正气已衰,加之年老精气不足,反复出现水疱、糜烂、瘙痒,伴随面色淡白,形寒肢冷,舌淡胖嫩,脉虚沉迟。

治法:温补脾肾,除湿止痒。

(1)常用中成药:金匮肾气丸。

(2)简易药方:金匮肾气丸加减。干地黄 20g,山药 30g,山茱萸 30g,制附子(先煎)10g,桂枝 10g,泽泻 15g,茯苓 20g,牡丹皮 10g,干姜 10g,炒白术 10g。水煎服,每日 1 剂,分 2 次服。乏力甚者加人参、牛膝;怕冷四肢冰凉者加当归、细辛、大枣;水疱多且渗出者加生薏苡仁、冬瓜皮;腹胀纳呆者加砂仁、陈皮、厚朴。

六、外治疗法

(1)疱破糜烂而渗出多时,用金银花 30g,生地榆 30g,野菊花 30g,煎汤待温后外洗,然后在糜烂面上用 10% 黄柏溶液湿纱布敷贴,合并感染者可在纱布上滴上庆大霉素或者 0.1% 依沙吖啶溶液。

(2)皮损破溃而渗出不多时,将青黛散或金黄散用甘草油调敷患处。

(3)口腔糜烂者,用金银花 15g,白菊花 15g,生甘草 10g,煎水含漱后,外擦锡类散或养阴生肌散或者珍珠粉。

(4)皮损结痂或层层脱落时,可外涂甘草油;痂较厚者,用黄连膏或青鹏膏或者食用植物油厚敷,使厚痂脱落后再处理疮面。

七、其他疗法

1.支持疗法

由于本病多见于老年人,故应加强支持疗法,补充蛋白质及各种维生素,注意水、电解质平衡,对重症病例可适当输血或血浆。

2.皮质类固醇

首选泼尼松,用量较寻常型天疱疮略小,根据皮损占体表面积＜10%、＜30% 和＞50% 分为轻、中、重患者,首剂量分别给予 20～30mg/d、40mg/d、60mg/d。若 3～5d 后仍不时有新的皮损,且原有皮损不消退,则应在首剂量基础上增加 50%,直至控制病情。皮损完全控制 2 周后开始减量,减药的方式大致同天疱疮。

重症患者必要时可采用冲击疗法。如治疗及时，用药规律，本病预后较好，治愈所需服药时间平均为 2～3 年。

3.免疫抑制剂

对中度及重症患者，在服用泼尼松的同时并用甲氨蝶呤（MTX）肌内注射，对于皮损的及早控制，减少皮质类固醇的维持量是很有帮助的，在使用过程中应注意定期检查患者的肝功能及末梢血象。

4.氨苯砜

病情较轻时可以单用，较重时宜配合使用激素。此外，氯喹或磺胺吡啶，可试用于轻症病例。

5.四环素和烟酰胺

当患者有皮质类固醇禁忌时可以考虑应用。

6.其他

血浆置换。

八、临证心得

1.本病的中医治疗，辨证是关键

应从体质、舌象、脉象等综合分析，以中药调节机体的阴阳气血与脏腑功能，起到扶正祛邪的作用，有利于调节机体的免疫功能。尤其需要注意的是，本病的治疗应以局部皮损病变为辨证关键。有新生水疱、大疱、疱疹不退或瘙痒不减之症，即使舌脉无明显热象表现，其内仍为热毒炽盛，坚持清热解毒的治疗大法不变，以淡渗利湿之药为辅；病变后期，不再有新生疱疹或仅有偶发水疱时，即可认为邪热已退，治疗重点则转为健脾除湿，但此时仍应密切观察病情，防其"炉烟虽熄，灰中有火"。如有瘙痒加重、疱疹增多，提示病情有反复，治疗应当机立断，重新改用清热解毒之法，务使除恶必尽。

2.治疗上抓住气分证与血分证，选用合适的药物

常用的药物中，水牛角苦寒，能清热凉血，泻火解毒定惊，治热入患者血分；石膏味辛甘寒，性寒清热泻火，辛寒解肌透热，甘寒清胃热、除烦渴，治温热病气分实热；生地黄清热凉血，养阴生津；玄参、天花粉清热凉血，泻火解毒，生津止渴；黄连、黄柏、栀子清热解毒，泻火燥湿；马齿苋清热解毒，收敛；金银花、蒲公英、大青叶清热解毒，疏散风热，凉血消斑。寒凉药组合应用时应注意，有实热证均可使用，其药味及用量根据病证轻重有别。热毒炽盛证完全可以使用一些寒凉之药，关键是用到什么程度要减味、减量，只要未出现胃寒、肢凉症状，可用到实热之证明显缓解。

以脉证为据,如出现寒证,即使症状未明显缓解也应停止使用。有时可寒热并用。寒凉之品一般先伤脾胃,表现胃脘痛或腹泻等症状。寒凉之品伤脾胃后,除停止使用原药外,需要用温中之品调治,可应用高良姜、生姜、小茴香等温中反佐之品。

3.用药到什么程度应掌握好分寸

病变后期,由于引用过多苦寒燥湿之品,难免伤阴。因此养阴生津之品组合使用应注意,养阴生津之品有润肠作用,故脾虚泄泻者不宜;甘寒滋腻之性较强的天冬不宜用于痰湿内盛者;熟地黄有碍消化,气滞痰多之腹胀、食少便溏者不宜;久服宜伍用陈皮、砂仁之品。

4.根据病情选择药物

病变早期,水疱数目不多或大疱较少,或瘙痒程度不重,通常选用金银花、连翘、黄芩、栀子、槐花等清热药物,此类药物或甘寒,或苦寒,除清热解毒功效外,多具有清透之性,能透邪外出;如病情较重,则选用蒲公英、紫花地丁、草河车、半枝莲、白花蛇舌草等大苦大寒之药,直折炽盛之火,甚者再加用雷公藤粉冲服以加重清热之力。病情得到有效控制后,减去该药,防其苦寒伤及正气,损害脾胃功能。对于利湿药物的选择,病情不重时,选用茯苓、泽泻、车前子等淡渗利湿之品;病变加重时,则选用萆薢、土茯苓等祛湿力量较强的药物,配合解毒力量较强的药物全面控制病情。疾病后期以健脾利湿治疗为常法,通常以胃苓汤(即平胃散、五苓散合方化裁)为主方,加用清热祛湿之药。

5.不忘活血化瘀

本病的治疗,通常加用牡丹皮、当归等活血化瘀药物。天疱疮本性属热,热邪易动血、伤血,导致血瘀,最终导致血虚,故治疗初期及时加用具有活血作用的药物能防止血液瘀滞、营血或阴血受损。牡丹皮能凉血散瘀而无凝滞之弊,当归活血且能养血,《神农本草经》谓其主"诸恶疮疡"。

6.时时护卫正气

在本病的治疗过程中,自始至终应处处注意扶助正气。

7.注重情志调养

天疱疮本为火邪肆虐,五志亦能化火,两火相感,必致邪气愈亢,故不能忽视情志之火。

第三节　淀粉顽癣

淀粉顽癣,因皮肤表面覆着淀粉样物质且病势顽固难以根治而得名。本病的特点是皮损为呈念珠状排列的黄褐色圆锥形、半球形或多角形坚硬丘疹或网状、条纹状紫褐色、褐色色素斑点,表面覆盖少许鳞屑,呈苔藓样变,自觉瘙痒,好发于躯干四肢,尤其是小腿伸侧。多由风热湿毒、瘀血阻滞肌腠,肌肤失养所致。在中医古籍中虽无对应病名,但其症状属"顽癣"范畴,相当于现代医学的皮肤淀粉样变。淀粉顽癣在临床上分为原发性和继发性,淀粉样蛋白沉积于既往无皮肤损害的正常皮肤,同时并无其他器官受累即为原发性淀粉顽癣。继发性淀粉顽癣常继发于慢性炎症性疾病,如结核病、类风湿关节炎、骨髓炎等。

一、病因病机

中医学认为,本病多由于饮食不洁,损伤脾胃,致湿热内生,又外感风热之邪,风湿热邪阻滞肌肤,气血运行不畅而致;或素体气虚之人,血行无力,则瘀血阻滞;或情志不遂,肝气郁结,气滞则血凝,瘀血不去,新血不生,血不荣肤,而致风从内生,风盛则燥,日久痰瘀结聚,肌肤失养。总之,本病的核心病机为瘀血痰湿阻滞肌肤脉络而成。

西医学认为,本病病因尚不明确。个别患者有家族史,家里几代人患病,有学者认为本病可能与遗传有关。还可继发于各种慢性炎症性、感染性疾病。许多细胞和组织合成或衍化为淀粉样蛋白沉积于真皮乳头后致病。

二、临床表现

根据临床特点不同,本病可分为多种类型,其中以苔藓样淀粉顽癣和斑状淀粉顽癣最为常见。

1.苔藓样淀粉顽癣

好发于中老年男性。典型皮损为发生于双胫骨前缘粟粒至黄豆大小的圆锥形、半球形或多角形坚硬丘疹,密集而不融合,表面有少许鳞屑而显粗糙,但也可发生于上肢伸侧和背、腰等处,皮损逐渐增大后呈扁平状,有时具有蜡样光泽,密集成群,常沿皮纹呈念珠状排列。自觉剧烈瘙痒,长期搔抓后皮损处皮纹加重加深,丘疹可融合成片,似慢性单纯性苔藓或肥厚性扁平苔藓。病情发展缓慢。

2.斑状淀粉顽癣

好发于中老年妇女。皮损为褐色或紫褐色色素斑点聚合成网状或波纹状,好发于上背部肩胛间区,也可累及躯干和四肢。一般无自觉症状或仅有轻度瘙痒。

3.其他

上述两种类型可同时存在或相互转变,称为双相型或混合型。其他少见的类型有骶骨部淀粉顽癣、皮肤异色病样淀粉顽癣、结节型淀粉顽癣、家族性原发性淀粉顽癣等。

三、诊断

（1）根据病史，多见于成年人，病程缓慢。

（2）根据皮损特点，四肢伸侧、上背部肩胛间区密集成群的黄褐色扁平或半球形坚硬丘疹，或者网状色素沉着斑或色素脱失斑。

（3）根据自觉症状，苔藓样淀粉顽癣瘙痒剧烈，斑状淀粉顽癣轻度瘙痒或无症状。

（4）实验室检查

1）一般检查：可有红细胞沉降率加快；血、尿免疫固相电泳或骨髓免疫化学染色，可见免疫球蛋白轻链，或其他单克隆片段，或者其他异常蛋白；血浆 α 球蛋白、γ 球蛋白升高。

2）特殊染色：Nomland 试验把 1.5％刚果红溶液注入皮损内，24～48h 后仅有淀粉样蛋白处残留红色，用显微镜观察，阳性率 80％。

3）组织病理：根据临床类型不同，淀粉样变物质可沉积于真皮乳头、血管或毛囊周围等组织间质处；表皮可有颗粒层、棘层增厚，淀粉样蛋白沉积上方基底层液化变性和色素失禁，真皮可有少量淋巴细胞、组织细胞浸润。

四、鉴别诊断

1.牛皮癣（神经性皮炎）

牛皮癣大多发生在颈部和四肢伸侧，皮损为圆形或多角形的扁平丘疹，常融合成片，表面发亮而光滑，日久可发生苔藓样变。自觉瘙痒。在小腿伸侧发病者，可继发淀粉顽癣。

2.紫癜风（扁平苔藓）

紫癜风皮损为紫蓝色的多角形小丘疹，融合成斑块，表面有白色网状条纹，好发于前臂屈侧，可累及小腿、龟头、指甲和口腔黏膜。

3.湿疮（湿疹）

慢性湿疮需要与本病鉴别。湿疮多对称发生，皮损肥厚，常有色素沉着，炎热夏季常常加重，急性发作时有渗出。Nomland 试验阴性。

4.马疥（结节性痒疹）

马疥好发于四肢伸侧及手足背部，皮损为半球形结节，顶部角化明显，呈疣状外观，散在孤立，触之坚硬。Nomland 试验阴性。

五、辨证治疗

1.风湿热聚证

主要证候:皮损多局限于下肢胫前,色潮红,伴较多抓痕及血痂,瘙痒明显,伴口干口苦及口黏,大便不畅,小便黄,舌质红,苔黄腻,脉滑。

治法:祛风清热,除湿止痒。

(1)常用中成药:四妙丸、西黄胶囊。

(2)简易药方:消风散合四妙汤加减。荆芥10g,防风10g,蝉蜕10g,苍术10g,生石膏(先煎)20g,黄柏10g,当归10g,土茯苓30g,泽泻10g,怀牛膝10g,川牛膝10g,生薏苡仁30g,枳壳10g,苦参10g,白鲜皮15g,红藤10g,忍冬藤10g。水煎服,每日1剂,分2次服。皮损瘙痒甚者,加全蝎、白蒺藜、威灵仙;皮损肥厚色红者,加萆薢、车前子、白茅根;口干较重者,加天花粉、生地黄、玄参。

2.血瘀风燥证

主要证候:皮损干燥、粗糙,呈荔枝壳样改变,较多灰白色细小鳞屑,瘙痒难耐,伴口干、大便干,舌质黯红,或有瘀点,苔白,脉弦细。

治法:活血化瘀,祛风润燥止痒。

(1)常用中成药:润燥止痒胶囊、当归饮子丸、大黄䗪虫丸。

(2)简易药方:桃红四物汤合养血润肤汤加减。桃仁10g,红花10g,生地黄15g,熟地黄20g,川芎15g,当归15g,赤芍15g,天花粉15g,丹参30g,首乌藤30g,鸡血藤30g,玄参15g,黄芪20g,麦冬10g,防风10g,白蒺藜15g,白鲜皮20g。水煎服,每日1剂,分2次服。皮肤严重干燥、增厚者加穿山甲、三棱、莪术;大便干结甚者加生大黄、枳实、厚朴;瘙痒剧烈影响睡眠者,可加煅珍珠母、生龙骨、生牡蛎。

3.痰瘀凝结证

主要证候:皮损干燥、粗糙,呈半球形,大小如黄豆,颜色黯红,较多灰白色细小鳞屑,瘙痒难耐;伴胸脘痞闷,大便不爽,舌质黯红,或有瘀点,苔白腻,脉涩。

治法:化痰散结,活血化瘀,祛风止痒。

简易药方:二陈汤合桃红四物汤加减。陈皮10g,法半夏9g,茯苓15g,甘草6g,乌梅10g,生姜10g,白僵蚕10g,全蝎5g,胆南星10g,桃仁10g,红花10g,当归10g,川芎15g,生地黄10g,夏枯草10g,生龙骨30g,生牡蛎30g,白鲜皮10g,地肤子10g。水煎服,每日1剂,分2次服。瘙痒剧烈者,加白鲜皮、地肤子、蝉蜕、白蒺藜;大便黏滞不爽,加砂仁、白扁豆、桔梗。

六、外治疗法

1.擦刺疗法

用擦刺筒器械在皮损处进行推擦,推擦至皮损全部出血,而后用伤湿止痛膏或橡皮膏外封,每隔 5～7d 擦 1 次,7 次为 1 个疗程。

2.外洗法

荆芥 30g,丹参 30g,苦参 30g,蛇床子 30g,白鲜皮 30g,大黄 20g,地榆 20g,威灵仙 30g,赤芍 20g,水煎成 2000mL,微温外洗患处,每次约 30min,每日 1～2 次。

3.膏剂

任选疯油膏、普榆膏或 10％黑豆馏油软膏一种外涂,每日 1～2 次。

4.散剂

雄黄解毒散方(组成:雄黄、寒水石、生白矾各等份)外涂于患处,每日 1～2 次。

5.酊剂

按百部 20、高粱酒 80 的比例,混匀振荡外搽,每日 1～2 次。

6.烟熏法

苍术、黄柏、苦参、防风各 9g,大风子、白鲜皮各 30g,松香、鹤虱草各 12g,五倍子 15g,共碾粗末,用较厚草纸卷药末成纸卷,燃烟熏皮损处。每日 1～2 次,每次 15～30min,温度以患者能耐受为宜。

7.吹烘疗法

用 10％硫黄膏外涂皮损后,以电吹风吹烘 15min,每日 1 次,5 次为 1 个疗程。

七、预防与调理

(1)平时多以温水洗浴,保持皮损处清洁,避免过度搔抓,防止继发感染。

(2)饮食清淡,忌烟酒,增加营养性食物,多食新鲜蔬菜和水果,保持大便通畅,忌食辛辣油腻刺激性食物及鱼虾蟹等发物。

(3)避免不良刺激,保持情志舒畅。

八、临证心得

(1)本病好发于中老年人,而中老年人因五脏衰惫,阴阳脉衰,下元虚损,致皮肤的屏障功能、抵御感染能力、创伤修复能力等逐渐下降,故在临证治疗中,需要注意以下几方面。

1)调补脾胃:五脏衰惫,脾胃运化不足,则五谷不可纳,甚至虚不受补,更滋痰湿,故在临证时,重视调补脾胃,唯有脾和胃安,才能使药物作用之力到达病所发挥疗效。

2)固护肾精:肾主一身之精,受五脏六腑之精而藏之,中老年人天癸日竭,肾气衰耗,五脏衰惫,故易生百病。在治疗反复得此病和年老体弱患者时,常宜滋阴补肾、填精益髓、温补肾阳等。

3)整体调理:中老年人皮肤病有其独特的地方,治疗需从整体调理出发,不可妄施攻伐,重投寒凉,应重视保养肾精,以固其根;强健脏腑,以益其元;调摄阴阳,以强其用。在日常生活中加强体育锻炼,做到避风寒、畅情志、慎起居、顺四时。

(2)本病多由风湿痰瘀阻滞肌肤络脉,致肌肤失养所致,在治疗中常常以中药内服调理整体,中医外治专攻局部。内治法主要根据患者体质和皮损表现辨证论治,适当运用祛风利湿、养血润肤、活血化瘀、化痰软坚散结、健脾补肾等大法,外治法则比较多,常有擦刺法、外洗法、外擦加贴敷法、烟熏法、吹烘法等,根据皮损形态选择合适外治法。

(3)淀粉顽癣是一种较难根治的疾病,因其伴有剧烈瘙痒而严重影响患者的生活质量。而随着目前患者对本病的了解逐渐加深,认识到本病难以根治的特点,改善生活质量已成为其就医的主要目的。故在治疗中,应以患者为中心,首先嘱患者树立信心,一是对医者的信心,二是对治疗的信心;再通过内外结合治疗,改善患者症状,提高生活质量。

(4)因本病患者常继发于各种慢性炎症性、感染性疾病或伴有内脏系统损害,故首先应明确诊断,根据病情急则治其标,缓则治其本,及时治疗,积极治疗,防止病情复发或加重。

第四节　鱼鳞病

鱼鳞病又称蛇身,其特点是皮肤干燥,伴有鱼鳞样鳞屑。本病是一组由表皮细胞角质分化异常引起的遗传性角化性疾病。根据遗传学、形态学和组织学,临床可分为4型:显性遗传寻常型鱼鳞病、X性连锁隐性遗传鱼鳞病(黑鱼鳞病)、显性遗传先天性鱼鳞病样红皮病(表皮松解角化过度症)和隐性遗传先天性鱼鳞病样红皮病(板层状鱼鳞病)。另少见有丑胎(胎儿鱼鳞病)、火棉胶婴儿。《诸病源候论》论述:"蛇身者,谓人皮肤上如蛇皮而有鳞甲,世谓之蛇身也。此由血气痞涩,不通润于皮肤故。"

一、病因病机

本病发病多由于先天禀赋不足，而致血虚风燥，或兼瘀血阻滞，肌腠失养而成。先天肝肾不足，不能荣养后天，而致脾胃不足；或因于饮食不节，七情郁滞，损伤脾胃，脾胃虚弱，不能运化水谷精微，气血生化乏源，而致阴血亏虚，血虚生风，风盛则燥；日久气血皆亏，营脉亏虚，血运失畅，则瘀血阻滞，肌腠失养。

西医学认为本病为遗传性皮肤病，与内分泌、精神神经、化学因素亦相关。寻常型鱼鳞病为常染色体显性遗传，基因定位为 1q21，另与脱屑功能下降及潴留性角化有关；X 性连锁隐性遗传鱼鳞病致病基因位于 X 染色体短壁二区二带三亚带上，另与鳞屑潴留有关；表皮松解角化过度症是由于编码基底层以上的角蛋白 1（KRT1）和角蛋白 10（KRT10）的基因突变，导致角蛋白的合成和降解缺陷，造成角化异常和表皮松解；板层状鱼鳞病可由多个基因突变引起，首先明确的致病基因位于 14q11，另与代偿角化过度有关。丑胎是一种极其罕见的常染色体隐性遗传鱼鳞病，由于三磷酸腺苷结合转运体 A12（ABCA12）的基因突变导致 ABCA12 功能缺乏，引起角质脂质屏障缺陷，出现丑胎表型；火棉胶婴儿属于几种遗传性的混合型，以后可以演变为各型鱼鳞病，火棉胶样膜被认为是一种生理上的变异或角质形成细胞凝聚力提高的结果。

二、临床表现

本病以皮肤干燥，伴鱼鳞样鳞屑为共同点，各型皮损部位及鳞屑特点又各有不同。

（1）寻常型鱼鳞病最常见，多发生在婴儿出生后，1～4 岁出现皮损，全身皮肤及汗腺分泌减少，皮肤少汗干燥，典型的皮损为白色至浅褐色的菱形或多角形鳞屑，周边游离翘起，中央紧贴皮肤，伴有毛周角化。四肢伸侧及背部皮肤的干燥程度较严重，皮损明显，尤以小腿伸侧为甚，四肢屈侧及皱褶部位多不累及。掌跖部纹理增多加深，角化增厚。

（2）X 性连锁隐形遗传鱼鳞病鳞屑大多呈褐色至污黑色；表皮松解角化过度型皮损以全身红斑、水疱和角化性鳞屑为特点；板层状鱼鳞病以全身皮肤发红，覆有棕黑色的黏着性板样大鳞屑为特征。丑胎患者出生时全身被厚的角质性的黄色盔甲样皮肤包裹；火棉胶婴儿患者皮肤光亮紧张，紧紧包裹整个身体的皮肤似一层干燥的火棉胶薄膜。

三、诊断

（1）根据发病年龄、皮损特点及自觉症状。

（2）寻常型鱼鳞病组织病理示角化过度，颗粒层减少或缺乏，有角质栓，皮脂腺和汗腺减少。

四、鉴别诊断

1.毛囊周围角化病

皮损为针头大小，尖顶的毛囊性丘疹，质地偏硬，有时中央有毳毛穿出或卷曲在内。

2.鳞状毛囊角化症

鳞屑中央有黑点，与毛囊一致。多发于腹部、臀部及股外侧，一般无自觉不适。

五、辨证治疗

1.肝肾阴虚证

主要证候：生后或生后数月发病，症状较轻，至儿童期逐渐明显。四肢伸侧有棕褐色多角形鳞屑，毛发细软，掌跖角化肥厚，指（趾）甲正常或增厚、粗糙，皮肤干燥，舌红，苔少，脉细。

治法：滋补肝肾。

（1）常用中成药：六味地黄丸。

（2）简易药方：六味地黄丸加减。生地黄30g，熟地黄15g，沙参10g，麦冬10g，当归10g，枸杞子15g，山茱萸10g，何首乌15g，桑椹10g，山药30g，牡丹皮10g，茯苓10g，泽泻10g。水煎服，每日1剂，分2次服。大便燥结者，加火麻仁、白术。

2.血虚风燥证

主要证候：皮损干燥粗糙，有灰白色细小鳞屑，或伴双手足掌跖轻度角化、皲裂，轻度瘙痒，冬重夏轻，可伴面色无华，气短乏力，舌淡少苔，脉细。

治法：养血润燥，活血祛风。

（1）常用中成药：当归饮子丸、当归养血丸、当归养血糖浆。

（2）简易药方：养血润肤饮加减。当归10g，熟地黄10g，生地黄10g，白芍10g，桃仁10g，红花10g，黄芪20g，天花粉30g，天冬10g，麦冬10g。水煎服，每日1剂，分2次服。瘙痒者，加地肤子、秦艽；气短乏力，舌淡苔白者，加黄芪、太子参。

2)组织病理:因皮损位于皮肤薄弱的眼睑部位,切取标本易伤及眼器,故一般不做病理切片。

四、鉴别诊断

1.扁瘊(扁平疣)

多发生于双面颊,呈淡红色或淡褐色扁平丘疹,米粒至绿豆大小,圆形或多角形,表面光滑,可单发或密集成群。

2.汗管瘤

多发生于眼睑以下颊部、颈部或胸前,直径为1~2mm半球形扁平丘疹。正常皮色或淡褐色,质地柔软,皮损常多发,密集而不融合。

五、辨证治疗

1.肝气郁滞证

主要证候:皮损为眼睑部淡黄色小丘疹或斑块,伴面色青紫,口苦咽干,胁肋胀满,心烦易怒,舌红苔薄,脉弦。

治法:疏肝理气,活血通络。

(1)常用中成药:加味逍遥丸。

(2)简易药方:柴胡疏肝汤加减。柴胡10g,枳壳10g,白芍15g,香附10g,郁金10g,佛手10g,川芎15g,赤芍10g,红花10g,桃仁10g,土贝母15g,丝瓜络20g,生甘草10g,黄芩10g。水煎服,每日1剂,分2次服。口苦咽干者,加龙胆草、玄参、生地黄;心烦甚者,加炒栀子、黄连、莲子心。

2.痰湿聚结证

主要证候:眼睑部位斑块较大,融合成片,颜色橘黄,伴胸中闷塞,腹胀便溏,身困乏力,口干不欲饮,舌胖大,苔白腻,脉濡滑。

治法:祛湿化痰,活血散结。

(1)常用中成药:二陈丸。

(2)简易药方:二陈汤合桃红四物汤加减。陈皮10g,半夏9g,白术10g,茯苓20g,浙贝母15g,生薏苡仁30g,枳壳15g,苍术10g,茜草10g,当归10g,赤芍10g,桃仁10g,红花10g,土贝母15g,丝瓜络20g。水煎服,每日1剂,分2次服。腹胀便溏者,加白扁豆、山药、大腹皮;口苦口黏者,加龙胆草、砂仁、木香。

3.气虚血弱证

主要证候:眼睑斑块淡黄,肥厚粗糙,扁平,伴气短懒言,疲劳乏力,口淡不渴,舌淡苔白,脉沉细。

治法:益气养血,活血化瘀。

(1)常用中成药:十全大补丸。

(2)简易药方:八珍汤加减。党参 15g,生黄芪 10g,白术 10g,茯苓 15g,陈皮 10g,熟地黄 15g,赤芍 15g,白芍 10g,川芎 10g,当归 10g,丹参 30g,枳壳 15g,丝瓜络 20g,甘草 10g。水煎服,每日 1 剂,分 2 次服。纳差者,加生山楂、鸡内金、炒麦芽;斑块肥厚者,加三棱、莪术、穿山甲。

六、外治疗法

1.脱色拔膏棍

外贴于患处,3~5d 更换 1 次。

2.五妙水仙膏

外涂于患处,每周换药 1 次,待结痂后停止使用。

七、其他疗法

(1)物理治疗:激光、冷冻治疗。

(2)手术治疗。

八、预防与调理

(1)调畅情志,保持心情舒畅,减少忧思烦恼。

(2)注意营养平衡,多食蔬菜、水果,少吃辛辣油腻食物、动物脂肪和动物肝脏。

(3)保持大便通畅,有良好的排便习惯。

(4)早期发现,早期治疗,坚持治疗。

(5)适当运动,加强体育锻炼,促进血液循环。

九、临证心得

1.重视"面子"

睑黄疣多见于中年妇女,虽无瘙痒、疼痛等自觉症状,但因好发于面部,故在很大程度上影响个人外观,使之在日常生活中觉得"没面子"。当前随着生活水平逐渐改善,无论男女老幼对美的追求也日益提高,尤其是中年妇女,对美丽的"面子"标准也越来越高,治愈本病的愿望也较以前更加迫切,故在治疗中必须考虑患者的心理治疗目标,改变以前治病主要解决生理不适的思路,须将恢复美丽外观放在重要位置,为患者制订完善的治疗计划,始终顾及患者的"面子"。

2.注意调肝

进入更年期的妇女,因生活、生理的变化,致其常忧思烦恼,久之必伤肝,肝主疏泄,主藏血,周身气机的调畅、血液的蕴藏均赖于肝发挥其正常功能,若肝疏泄失调,必致肝气郁滞,伐脾克胃,化湿生痰,痰湿阻络,致瘀血内生,顿生本病;或肝藏血功能失调,致肝血不足,血不荣肤,皮肤晦黯粗糙。因此,在治疗中一方面要用药物疏肝理气,益气养血;另一方面要加强对患者的心理疏导,调畅情志,保持良好的心态,减少情绪变化。

第二章　病毒性皮肤病

第一节　单纯疱疹

一、病因及发病机制

本病是由人类单纯疱疹病毒Ⅰ、Ⅱ型（HSVⅠ及HSVⅡ）感染所引起。Ⅰ型以口腔皮肤、黏膜等部位发病为主，Ⅱ型以口腔皮肤、黏膜及外生殖器皮肤、黏膜同时发病为主。本病主要通过直接接触传染，也可通过被唾液污染的餐具而间接传染。初次发病无明显诱因，病毒通过鼻、咽、眼结膜及生殖器等黏膜或皮肤破损处进入人体，在入口处生长繁殖，再经血行或神经通路传播。病毒在人体内可寄居终身，在原发性感染消退后病毒可潜居在人体局部感觉神经节细胞中，如因感冒、发热、消化功能及局部功能下降、受机械或药物的刺激即可发病。有研究表明，单纯疱疹的复发与细胞免疫功能下降有关，淋巴瘤、艾滋病及接受免疫抑制疗法的患者，易发单纯疱疹。

二、临床表现

临床可分为原发型和复发型两型。

（一）原发型单纯疱疹

初次感染此病毒，90％患者可不出现临床症状，只有少数患者可出现倦怠、发热等全身症状和皮肤黏膜的一处或多处水疱。具体表现如下。

1.口唇疱疹

多见于成人，且经常复发，发生部位常在口唇、口角、鼻部皮肤、黏膜等处，开始皮肤发红、发痒、有烧灼感，随即出现水疱，疱小成簇，疱液清亮，以后浑浊，最后结成黄色痂皮，不久痂皮脱落而愈合，局部留下暂时性色素沉着。局部淋巴结可见肿大及压痛。病程1～2周，如合并感染，病程往往延长。以春秋两季发病，女性多于男性。

2.生殖器疱疹

好发于男性包皮、龟头或冠状沟,偶可发生于尿道。在女性,损害好发于阴唇、阴阜、阴蒂或子宫颈。此病由 HSV Ⅱ 型病毒所致。多由不洁性交传染。特点为水疱极易破溃、糜烂,局部疼痛明显,有时可继发感染。累及肛周可见肛门直肠炎,表现为肛门、直肠疼痛,有分泌物,里急后重和发热等。早孕妇女如患生殖器疱疹易致流产。

3.疱疹病毒Ⅱ型感染症状

仅见于成人。好发于臀部,其次为四肢,很少发于躯干、颈部等处。皮肤特点为在红肿的基础上,发生细小的水疱,少数集簇,易形成小脓疱,愈后留有色素沉着,发疹前有时可伴有神经痛或膀胱刺激症状。

4.疱疹性肝炎

较少见,大多发生于全身播散性感染,临床表现为发热、腹痛,常在皮肤黏膜疱疹(尤其齿龈口腔炎)后发生黄疸、肝大,胆红素及转氨酶升高,粒细胞增多或减少,出现非典型淋巴细胞,弥漫性血管内凝血及胸部 X 线异常,大多在 1 周内因循环衰竭和严重出血而死亡。确诊有赖于肝活检组织的病毒培养和细胞学检查。

5.疱疹性脑膜炎

临床表现与其他病毒引起的脑膜炎相似,多在生殖器发生疱疹损害 1 周后发生,发热、头痛、颈项强直、畏光、精神紊乱、昏迷等,死亡率高,诊断可利用免疫印迹法检测脑脊液的 HSV-Ⅰ抗体或做脑脊液的 PCR 检测。

(二)复发型单纯疱疹

本病初次发生后,常在各种原因如发热、受凉、紫外线照射、精神紧张、月经来潮等导致机体免疫力下降时诱发,并且在同一部位有多次复发的倾向。最常见于面部,特别是口唇周围;其次是阴部疱疹,其他部位少见。初起常有局部灼热和痒感,也可有神经痛,之后 2~24h 出现 2~3 簇集米粒大小水疱,7~10d 痊愈,愈后无瘢痕。

三、组织病理

复发型和原发型感染病理变化相同,主要是变性和坏死。表皮细胞发生气球变性、网状变性和凝固性坏死,有时可见细胞核分裂和上皮多核巨细胞。真皮乳头轻度水肿,上层毛细血管扩张,血管周围有少量白细胞、单核细胞和肥大细胞浸润。

四、诊断及鉴别诊断

大多数单纯疱疹根据临床表现可以做出诊断,严重的局部或播散性感染,可以根据实验室检查确诊。需与带状疱疹鉴别。后者常以单侧出现皮疹,水疱簇集成群,沿周围神经呈带状分布,伴有剧烈神经痛为特点。

五、西医治疗

治疗方案在于抑制病毒繁殖和提高机体免疫力两方面,症状较轻者,可不用内服药,仅外用药物即可。在控制复发方面,尚无满意的效果。

(一)全身治疗

1.抗病毒治疗

阿昔洛韦、伐昔洛韦等药物抗病毒,阿糖胞苷、干扰素和干扰素诱导物提高机体免疫力。继发感染时可选用抗生素治疗。另外口服阿昔洛韦 200mg,4 次/日,连续 6～9 个月可预防复发。

2.抗病毒免疫治疗

对于反复发作者,可用:①左旋咪唑 50mg,3 次/日,每 2 周连服 3d,共 4 周。它是一种免疫兴奋剂,治疗复发性口唇疱疹有效。②胎盘球蛋白、人血清丙种球蛋白、硒宝康(0.4mg,2 次/日,连服 3 个月),或施普瑞 3 粒,3 次/日,连服 3 个月。③转移因子 2mg 皮下注射,每周 2 次,连用 4～6 周。④HSVⅠ及 HSVⅡ灭活疫苗对预防同型复发有效。

(二)外用药

1.无感染时

局部涂抹阿昔洛韦乳膏、3％酞丁胺软膏抗病毒,2％甲紫溶液、炉甘石洗剂等外用吸收干燥,防止感染。

2.继发感染时

加用莫匹罗星软膏、达维邦软膏或红霉素软膏外用,以抗炎及杀菌。

六、中医治疗

(一)概述及病因病机

中医对复发性单纯疱疹有一定疗效。发于口腔的单纯疱疹中医称为口疮或口糜等。中医认为本病由于风吹、日晒、烟酒等不良刺激,风、火邪乘虚直侵,造成唇部肌膜受损,染毒而成;或过食辛辣厚味,脾胃湿热内生,复受风邪外侵,循经上蒸,结于唇部,气血凝滞而成,治宜疏散风邪,清热解毒。

生殖器疱疹(GH)是单纯疱疹病毒通过性接触发生的皮肤、黏膜感染,属中医"热疮""阴疮""疳疮"范畴。《诸病源候论》记载:"阴疮者……有因男子交女过之……乃感疮毒之气。"认为近年来 GH,尤其是复发性 GH(RGH)的患病率无论在发达国家或是发展中国家均快速增加。RGH 在女性可引起不孕、流产或新生儿死亡,而且 HSVⅡ与女性宫颈癌的发生密切相关,还能激活 HIV 复制,增加 HIV 感染概率,因此,RGH 已是世界共同面临的人类健康问题。中医学认为,生殖器疱疹为房事不洁,感染湿热淫毒,结于肝胆二经,下注二阴而生疱疹;反复发作则热邪伤阴,肝肾阴津亏耗,正气不足,邪气缠绵,经久难愈,因而反复发作。RGH 病机在于湿、毒、虚,病位在肝肾,因此,防治 RGH 的关键在于扶正祛邪。发病期多辨证为肝胆湿热,非发病期辨证为正虚邪恋。

(二)辨证施治

中医辨证分 4 型进行治疗。

1.风热上扰型

除皮肤表现外,伴头晕、口舌生疮、咽喉红肿、小便黄赤,舌红苔黄,脉紧。

治法:治宜疏散风邪,清热解毒。

方药:银翘散加减。连翘、白术各 10g,防风、黄芩、桔梗、白芍各 6g,薄荷、甘草各 3g,贯众 3g,防风 6g,银花 10g,芦根 15g,桑叶 8g,大青叶 15g,蜈蚣 1 条。

2.肝胆湿热型

除皮肤表现外,伴头晕目赤、耳鸣耳聋、耳部疼痛、胁痛口苦,舌红苔黄腻,脉弦。

治法:清利肝胆湿热。

方药:龙胆泻肝汤加减。龙胆草、泽泻、苦参各 20g,虎杖 15g,栀子、黄芩、柴胡、木通、地肤子、当归、甘草各 10g。

3.阴虚火旺型

除皮肤表现外,伴咽喉肿痛、发热、牙痛、目赤,舌红少苔,脉细数。

治法:益气养阴,清热祛湿。

方药:知柏地黄汤加减。北芪、太子参、生地、薏苡仁、丹皮、沙参各 15g,黄柏、泽泻各 12g,山萸肉、赤芍、知母、柴胡各 10g,怀山药、茯苓、板蓝根各 20g。

4.气阴两虚型

除皮肤表现外,伴面色㿠白、短气乏力,舌淡胖苔白,脉细弦。

治法:益气养阴,扶正固本。

方药:四君子汤加减。党参、白术、甘草、白芍、麦冬、天冬、玄参、石斛各 12g,生黄芪 12g,怀山药、干地黄各 15g,炒杜仲、生薏苡仁各 30g。

脾虚湿盛者加炒苍术、白术各 15g,草豆蔻 20g,土茯苓 15g;脾肾阳虚者加制附子 6g,益智仁 10g,蛇床子 6g;肝气郁结者加用川楝子、乌药各 10g。

(三)中药外用

选用清热解毒利湿中药外用。黄柏 10g,龙胆草、生大黄各 15g,蒲公英、土茯苓、苦参、大青叶各 30g,水煎外洗。

(四)针灸治疗

取穴:足三里、三阴交、脾俞、肝俞、风池、合谷、曲池、血海、大椎、气海、阿是穴。手法操作:上穴均用长 1.5 寸毫针施平补平泻法,留针 20min,然后在四肢疱疹局部刺络拔罐,口唇和外阴疱疹不作处理。隔日 1 次,10 次为 1 个疗程。选穴意义:风池配合谷疏风清热,曲池配血海养血活血,止痒;足三里配三阴交健脾和胃,使气血生化有源以治其本;阿是穴化瘀通络,以治其标。诸穴相配共奏清肃肺胃,祛风解毒,活血止痛之功。

(五)单方单药

体外实验研究表明,无花果叶具有抗 HSVⅠ 的作用,有较好的食疗价值。另一项体外试验表明,青蒿水提物的有效成分具有抗单纯疱疹病毒Ⅱ型(HSVⅡ)活性,效果与阿昔洛韦(ACV)相当。玉竹、黄精中提取的低聚糖,能很好地抑制 HSVⅡ病毒,且无细胞毒性。中药大黄对 HSVⅠ 和 HSVⅡ 活性均有抑制作用,其抗HSV 程度与 ACV 相当,而优于利巴韦林。茯苓中提取合成的羧甲基茯苓多糖有体外抗单纯疱疹病毒Ⅰ型的作用。甘草、人参等对 HSVⅠ 和 HSVⅡ、腺病毒Ⅲ型(ADVⅢ)和滤泡口炎病毒(VSV)感染的细胞均有明显保护作用。含黄芪的复方如黄白液(由黄芪、白花蛇舌草、板蓝根、大青叶 4 味中药组成)、黄菊液(主要由黄芪、大黄和野菊花等 7 味中药组成)实验研究表明,对 HSVⅠ 和 HSVⅡ 活性均有抑制作用。中草药具有抑制病毒复制、阻止病毒致细胞病变、调节免疫功能、镇痛抗炎等综合功效,为抗病毒药物的筛选提供了广阔的发展空间。随着研究的深入,它可能为人类做出更大的贡献。

第二节　带状疱疹

带状疱疹是由水痘-带状疱疹病毒感染引起的急性疱疹性皮肤病,临床表现为皮肤起簇状红斑、丘疱疹、水疱。皮疹沿单侧神经分布,排列成带状,伴有明显的神经痛。中医称之为"蛇串疮",由于本病多沿着腰部发作,又名"缠腰火丹"。如清代《外科大成·缠腰火丹》谓:"俗名蛇串疮,初生于腰,紫赤如疹,或起水疱,痛如火燎。"

一、病因及发病机制

水痘-带状疱疹病毒属于人类疱疹病毒,初次感染此病毒后(多见于儿童)多表现为水痘或隐性感染,此后该病毒进入皮肤感觉神经末梢,持久潜伏于脊髓神经节内。随着年龄的增长,人体对水痘-带状疱疹病毒的免疫力逐渐下降;或一些诱因如劳累、感染、创伤、肿瘤等导致人体的抵抗力降低,潜伏的病毒再次活动,导致受累的神经节发炎引起神经痛,病毒复制并沿着感觉神经传播至皮肤或黏膜形成特征性疱疹。

中医认为,带状疱疹发病由于情志不遂,肝郁化火,兼感毒邪;或脾失健运,湿邪内生,化热生毒,循经而发。若年老体弱,祛邪无力,导致毒邪阻于经络,气血运行不畅,而使病情迁延不愈,疼痛不止。

二、临床表现

多见于成年人,尤其是中老年人,发病前常伴有感觉异常,如烧灼感,皮肤刺痛、瘙痒等,或伴有轻度发热、周身不适等症状,也有无任何前驱症状而直接发疹者。

一般经过1～3d后患处皮肤出现红斑,继而在红斑的基础上发生群集的绿豆大小的丘疱疹,并迅速发展为水疱,数日内新疹不断出现,初发时水疱的疱液清澈,几天后疱液浑浊化脓,疱壁破裂露出鲜红的糜烂面,最后干燥结痂直至痂脱而愈,并留有暂时性色素沉着,若皮损严重愈后可遗有瘢痕。

皮疹沿某一神经分布,排列成带状,发生于身体的一侧,一般不过中线,好发部位依次为胸背部(＞50％)、腰腹部、肩颈头面部、上下肢。可伴有局部淋巴结肿大。极少数患者如患有恶性肿瘤或年老体弱者在局部发疹几天后全身也出现类似皮疹,病情比较严重。

神经痛是带状疱疹的重要特征之一,疼痛程度轻重不一,与年龄相关,一般年龄越小疼痛越轻,年老体弱或伴有恶性肿瘤者疼痛较重,甚至难以忍受。某些患者在皮损完全消退后仍有剧烈疼痛,这种后遗神经痛可持续数月之久。

发生于特殊部位的带状疱疹如下。

1.眼带状疱疹

多发生于高龄体弱者,疼痛剧烈,除了眼部皮损外还累及眼内,引起角膜炎、结膜炎、葡萄膜炎、视网膜炎、视神经炎、全眼球炎等,严重者可并发脑炎,危及生命。

2.Ramsay-Hunt 综合征

疱疹病毒同时侵犯面神经和听神经,患侧外耳道及鼓膜起疱疹,耳鸣、耳聋,患侧运动神经和感觉神经障碍而引起面瘫。

带状疱疹病程为 2～3 周,老年人可延至 3～4 周,愈后一般不会再发,但是少数患者也可以再次发作。

三、组织病理

表皮内水疱,在水疱内或水疱边缘可见较大肿胀的气球状细胞,此为变性的棘细胞,皮肤深层毛囊部位亦可见到气球样变性,真皮浅层血管扩张,血管周围淋巴细胞及中性粒细胞浸润。

四、诊断及鉴别诊断

皮损特征为沿神经分布的簇状水疱,单侧带状排列,伴有剧烈疼痛,临床易于诊断,但需要与以下疾病鉴别。

1.单纯疱疹

皮损为针头大小的密集成群的水疱,好发于皮肤与黏膜交界处,自觉症状比较轻,灼热瘙痒感,疼痛不明显,病程 1 周,可自愈,易于复发。

2.其他疾病

带状疱疹未发疹前常有不同程度的疼痛,根据发病不同部位应与心绞痛、肾绞痛、阑尾炎、中耳炎、早期青光眼以及肿瘤骨转移压迫神经引起的疼痛相鉴别。

五、治疗

带状疱疹有自限性,治疗目的主要是减轻疼痛,缩短病程,防止继发感染和并发症。

(一)西医治疗

1.抗病毒药物

(1)阿昔洛韦:为核苷类广谱抗疱疹病毒药,能够与病毒 DNA 聚合酶结合,抑制病毒活性及病毒复制,口服,每次 200～400mg,每日 5 次,连服 7～10d。

(2)伐昔洛韦:作用机制同阿昔洛韦,其生物利用度更高,口服,每次 300mg,每日 2 次,连服 7～10d。

(3)泛昔洛韦:作用机制同阿昔洛韦,生物利用度较高,口服,每次 250mg,每日

3次,连服7～10d。

(4)膦甲酸钠:250mL/3g,静脉滴注,每日1～2次,连滴5～7d。

2.镇痛剂

疼痛剧烈时可用如索米痛片、布洛芬。

3.糖皮质激素

病情严重者早期应用可以减轻炎症反应,阻止病毒对神经节及神经纤维的毒性和破坏作用。一般使用泼尼松,每日30～40mg,分2～3次口服,3d后减量,最长不超过10d。

4.局部治疗

以抗炎、收敛、防止继发感染为原则,可以外用阿昔洛韦软膏,每日3次;若水疱较多可用1%的甲紫溶液外涂。

5.物理治疗

半导体激光照射治疗,每次10min,每日1次,连续5～10d;或微波照射治疗,每次20min,每日1次,连续5～10d。

(二)中医治疗

1.辨证施治

(1)肝胆蕴热证皮损为红斑,群集的红粟疹成簇状,灼热刺痛难忍,口苦咽干,心烦易怒,大便干或小便黄。舌质红,舌苔黄,脉弦数或滑数。

治法:清泻肝胆实热,解毒止痛。

方药:龙胆泻肝汤加减。

龙胆草6g,栀子10g,黄芩10g,柴胡6g,生地15g,大青叶15g,当归10g,元胡10g,细辛3g,生甘草6g。

加减:发于头面者加白芷9g,菊花10g;发于胸腹部者加瓜蒌15g,川楝子9g;发于上肢者加姜黄6g,羌活10g;发于下肢者加牛膝10g,独活10g;继发感染者加金银花10g,蒲公英15g;大便秘结者加熟大黄6～9g。

(2)脾胃湿热证皮损以水疱为主,颜色淡红,疱壁松弛,破后糜烂渗出,疼痛较轻,四肢困倦,食少便溏。舌质淡,舌苔白腻,脉沉缓或滑。

治法:健脾除湿解毒。

方药:除湿胃苓汤加减。

白术10g,厚朴6g,陈皮9g,茯苓皮10g,板蓝根15g,马齿苋30g,元胡10g,泽泻10g,生甘草6g。

加减：年老体虚者加黄芪 15g；出现血疱加丹皮 9g，白茅根 15g，皮损继发感染者加连翘 10g，蒲公英 15g。

(3)气滞血瘀证多见于本病后遗神经痛期。皮疹消退后局部疼痛不止。舌质黯，苔白，脉弦细。

治法：活血化瘀，行气止痛。

方药：桃红四物汤与柴胡疏肝散加减。

红花 6g，桃仁 10g，当归 10g，白芍 10g，川芎 6g，柴胡 9g，元胡 10g，川楝子 9g，吴茱萸 3g。

加减：疼痛不止者加全蝎 3g，研末冲服；年老体弱者加黄芪 10g，党参 10g。

2.外治法

(1)皮损为水疱者可以用中药煎水湿敷，如马齿苋 30g，黄柏 30g，明矾 6g。

(2)伴有继发感染者用雄黄散(雄黄 10g，冰片 2g)香油调外敷，或青黛散(青黛适量)香油调外敷。

3.其他疗法

(1)针灸治疗：适用于后遗神经痛患者，具有很好的止痛效果，一般按皮损发生部位围刺或沿疼痛部位循经取穴，也可根据发病部位取穴，如内关、合谷、曲池、足三里、三阴交等。

(2)耳针治疗：常用穴有肝区、神门及相应的部位敏感点。

4.调护

(1)保持患处清洁，情绪稳定，避免劳累。

(2)忌食肥甘厚味及辛辣刺激食物。

第三节　扁平疣

扁平疣是一种发于皮肤浅表的良性赘生物。好发于颜面部、手背及前臂，青年男女多见，皮损表现为淡褐色表面光滑的扁平丘疹，一般无自觉症状，时有瘙痒，可自行消退，但也可复发。中医称之为"扁瘊"，属"千日疮"范畴。

一、病因病机

中医学认为，本病多因风热毒邪外袭，气血蕴结，搏于肌肤，凝聚成疣；或郁怒伤肝，扰动肝火，肝旺血燥，致筋气不荣，肌肤失养所致。

西医学认为,扁平疣是因感染人类乳头瘤病毒 3 型(HPV-3)所致。

二、辨病

1.症状、体征

本病好发于颜面、手背和前臂,青年男女多见,皮损表现为表面光滑的圆形或椭圆形扁平丘疹,正常皮肤颜色或淡褐色,小如米粒,大如黄豆。数目多少不定,散在分布,或簇集成群,可有同形反应,即在搔抓后沿表皮剥蚀处发生串珠样分布的线状损害。一般无自觉症状,偶有瘙痒,有时可自行消退,少数可复发。

2.辅助检查

组织病理学检查以颗粒层、棘层上部细胞空泡化和电镜下核内病毒颗粒为疣的共同特点,可伴有角化过度、角化不全、棘层肥厚和乳头瘤样增生等。

三、类病鉴别

扁平疣需与扁平苔藓、汗管瘤相鉴别。

1.扁平苔藓

多发于四肢伸侧、背部及臀部,皮损为多角形扁平丘疹,呈黯红色或紫红色,表面有蜡样光泽,多数丘疹可融合成斑片,瘙痒剧烈。

2.汗管瘤

多发生于眼睑部位,也可见于前额、颈部、胸腹部,为粟粒大小较硬的半球形或扁平丘疹,呈皮色,无同形反应。

四、中医论治

(一)论治原则

清热活血,解毒散结。

(二)分证论治

1.风热蕴毒证

主要证候:皮损数目较多,疹色淡红或为皮肤颜色,微痒或不痒,有同形反应;伴口干不欲饮、心烦;舌质红,苔薄黄,脉弦或数。

治法:疏风清热,解毒散结。

方药:马齿苋合剂(马齿苋、紫草、败酱草、大青叶)加木贼草、郁金、浙贝母、板蓝根等。

2.热瘀互结证

主要证候:病程长,皮疹较硬,大小不一,色黄褐或黯褐,不痒不痛;舌质黯红或有瘀斑,苔薄白,脉沉弦。

治法:活血化瘀,清热散结。

方药:桃红四物汤(当归、熟地、川芎、白芍、桃仁、红花)加生黄芪、板蓝根、紫草、马齿苋、浙贝母、薏苡仁。

(三)特色治疗

1.熏洗法

(1)可选用木贼草、马齿苋、板蓝根、香附、苦参、白鲜皮、薏苡仁各20~30g,煎水趁热熏洗患处,每天2~3次,每次10~15min。

(2)木贼草30g,露蜂房30g,蛇床子15g,细辛10g,煎水取汁,趁热外洗,每天1~2次,每次10~15min。

2.涂搽法

(1)可用内服方的最后一遍煎汁外用,用海螵蛸蘸药汁轻轻擦洗疣体使其微红为度,每天2~3次。

(2)三棱50g,莪术50g,香附25g,板蓝根30g,用75%酒精500mL浸泡1周后,取药汁外搽疣体,以轻微发红为度,每天2~3次。

(3)可用地肤子、枯矾、大青叶适量共同研成细末,用消毒纱布沾药粉揉擦疣体;皮损散在者,用鸦胆子仁油或五妙水仙膏外涂患处,每天1次,但应防止正常皮肤受损。也可用干净新鲜鸡肫直接摩擦疣体。

3.针刺法

常取合谷、曲池、列缺为主穴,手法用泻法,每天1次,留针30min。

4.耳针法

用锹针或耳针(耳穴压豆)留于双侧耳的肺和皮质下两穴,外贴胶布,早晚用手轻压留针处,7d为1疗程。

5.火针法

采用普通一次性无菌针灸针在火上烧红,迅速点刺疣体使之炭化,疣较多者分次点灼,每次以4~6个为宜。

6.穴位注射法

取血海、风池或大骨空穴,常用10%川芎注射液或10%防风注射液,针刺得气后,每穴各推注药液1~1.5mL,隔日1次,7次为1疗程。

7.食疗

(1)香附鸡蛋:制香附200g,研为细末,分装成15份备用。鸡蛋1枚,打碎,与1份香附搅匀。取花生油15mL,放锅内烧热后,放入拌匀的香附鸡蛋,煎熟后,放入 10mL 米醋,趁热吃下。

(2)薏苡仁粥:新产薏苡仁 50g,捡去杂质,淘洗干净,加水适量,用武火煮沸后,改文火煮熟成粥,调入白糖少许,空腹顿服。

(3)黄豆芽马齿苋汤:黄豆芽、鲜马齿苋各 150g,盐、味精各 3g。将黄豆芽、马齿苋洗净,马齿苋切成 4cm 的段。锅加入水适量,置武火上烧沸,下入黄豆芽、马齿苋,加入盐、味精即成。每日 1 次,吃黄豆芽、马齿苋,喝汤(忌食油类)。

五、西医治疗

1.治疗原则

抗病毒,消除疣体,防止复发。

2.治疗方法

(1)系统治疗:尚无确切有效的药物,可尝试使用免疫调节剂(如左旋咪唑、干扰素、胸腺肽等)。

(2)局部治疗:外涂 0.05％～0.1％维 A 酸软膏或阿达帕林软膏,每天 1～2 次。皮损散在、数目较少者,可采用微波、电灼、激光局部烧灼或冷冻。

六、预防调护

避免搔抓,消毒毛巾,防止皮损自身接种致病情加重。

第四节　寻常疣

寻常疣是一种发生于皮肤浅表的良性赘生物。多见于儿童及青年,好发于皮肤暴露部位,如手背、手指、足趾、足底、头皮等处,疣赘坚硬粗糙。发生于足趾、足底者称为跖疣;发生于甲周者称为甲周疣;发生于甲床者称为甲下疣。一般无自觉症状。本病相当于中医的“千日疮”“疣目”“枯筋箭”或“瘊子”,《外科正宗》曰:“枯筋箭乃忧郁伤肝,肝无荣养,以致筋气外发。”

一、病因病机

中医学认为,本病是因风热毒邪阻于肌肤,或肝失疏泄,肝旺血燥,气血失和,筋气不荣,肌肤失养所致。跖疣还可因局部气血凝滞,加之外伤、摩擦诱发而成。

西医学认为,寻常疣是因感染人类乳头瘤病毒(HPV)引起。

二、辨病

1.症状、体征

（1）儿童及青少年多见，好发于手背、手指、足趾、足底、头皮等处。

（2）皮损初起为针尖至绿豆大小的疣状赘生物，色灰褐或污黄，突出皮面，半球形或多角形，表面蓬松枯槁呈刺状，角化坚硬，以后逐渐增大，形如乳头状，称为母疣。继而自身接种，数目增多（子疣），少则两三个，多则十余个至数十个不等，部分可呈群集状。

（3）多无自觉症状，常因搔抓、摩擦、碰撞而易出血，皮损较大者可有挤压痛。

（4）慢性病程，常数年不愈，也有自行消退者。

2.辅助检查

不同类型的疣组织病理学表现有差异，但均以颗粒层、棘层上部细胞空泡化和电镜下核内病毒颗粒为共同特点，可伴角化过度、角化不全、棘层肥厚和乳头瘤样增生等。

三、类病鉴别

跖疣需与胼胝、鸡眼相鉴别。

1.胼胝

由于长期摩擦、压迫而成，多发生于足跖前部、足跟受压部位，为不规则形角化斑片，多呈乳黄色角质斑片，中厚边薄，范围较大，表面光滑，皮纹清晰，偶有轻微压痛。

2.鸡眼

好发于足底、趾间和足缘，皮损为圆锥形的角质栓，表面为褐黄色鸡眼样的硬结嵌入皮肉，外围透明黄色环。压痛明显，行走时疼痛不舒。

四、中医论治

（一）论治原则

清热凉血，化瘀散结。

（二）分证论治

1.风热血燥证

主要证候：疣目结节如豆，坚硬粗糙，大小不一，高出皮肤，色淡黄或淡红；舌质红，苔薄，脉弦数。

治法:养血活血,清热解毒。

方药:治瘰方(熟地黄、何首乌、杜仲、赤芍、白芍、牛膝、桃仁、红花、赤小豆、白术、穿山甲)加板蓝根、夏枯草。

加减:咽喉疼痛者,加牛蒡子;大便秘结者,加生大黄。

2.湿热血瘀证

主要证候:疣目结节疏松,灰褐色,大小不一,高出皮肤;舌质黯红,苔薄,脉细。

治法:清化湿热,活血化瘀。

方药:马齿苋合剂(马齿苋、紫草、败酱草、大青叶)加薏苡仁、冬瓜仁。

(三)特色治疗

1.外治疗法

(1)外洗法:皮损较多者,选用木贼草、板蓝根、马齿苋、香附、苦参、白鲜皮、薏苡仁等中药各 20～30g,煎汤趁热洗涤患处,每天 2～3 次。

(2)推疣法:用于皮损头大蒂小,数目单一,明显高出皮面者。在疣的根部用棉花棒与皮肤平行或成 30°角,向前推进,用力不宜猛,推除后创面压迫止血;或掺上桃花散(《先醒斋医学广笔记》)少许,并用纱布盖贴,胶布固定。

(3)蚀疣法:适用于面部以外数量较少的疣。先用热水浸洗患部,用刀刮去表面的角质层,然后将鸦胆子仁 5 粒捣烂敷贴,用玻璃纸及胶布固定,3d 换药 1 次。也可选用水晶膏、五妙水仙膏、鬼臼毒素点涂皮损,注意保护周围正常皮肤。

(4)摩擦法:荸荠削去皮,用白色果肉摩擦疣体,每天 3～4 次,每次摩擦至疣体角质层软化、脱掉、微有痛感及点状出血为止;或取菱蒂长约 3cm,洗去污垢,在患部不断涂擦,每次 2～3min,每天 6～8 次。

(5)外敷法:跖疣适用,以千金散(经验方)局部外敷;也可用乌梅肉(将乌梅用盐水浸泡 1d,混为泥状)每次少许敷贴患处。

2.针灸疗法

(1)针刺:用针尖从疣顶部刺入达到基底部,四周再用针刺以加强刺激,针后挤出少许血液,有效者 3～4d 可萎缩而逐渐脱落。

(2)艾灸法:疣目少者,可用艾柱置于疣上灸之,每日 1 次,每次 3 壮,至脱落为止。

3.物理疗法

(1)冷冻法:局部消毒后以液氮喷涂,但不宜过深,以免影响愈合。

(2)电灼法:常规消毒麻醉后进行,不宜过深,以免影响愈合,或形成过大的瘢痕。

4.手术治疗

常规消毒,局麻后先以刀尖在疣与正常组织交界处修割,然后用止血钳钳住疣体中央,向外拉出,可以见到一个疏松的软蕊,但软蕊周围不易挖净而易复发,故挖后可敷腐蚀药,如千金散或鸡眼膏。敷药时间不宜过长,一般5～7d即可,否则腐蚀过深,影响愈合。

5.食疗

(1)青叶桃仁粥:大青叶15g,桃仁15g,粳米100g。制法:将大青叶、桃仁加水煎取汁液。另将粳米淘洗干净入锅,加水1000mL,用大火烧开,再转用小火煮粥加入药汁稍煮即成。服法:早晚分食。功效:清热解毒,活血行瘀。适用于各种寻常疣。

(2)黄豆芽粥:黄豆芽适量,粳米100g。制法:将黄豆芽洗净与淘洗干净的粳米一同入锅,加水1000mL,用大火烧开,再转用小火熬煮成稀粥。服法:早晚分食。功效:清热解毒,通利小便。适用于各种寻常疣。

(3)冬瓜薏苡仁瘦肉汤,猪瘦肉(切块)300g,冬瓜(连皮、瓤、子)500g,薏苡仁50g,陈皮10g,精盐、生姜、味精各适量。制法:冬瓜、薏苡仁、陈皮洗净,冬瓜切块,生姜切片,猪瘦肉洗净切块。把除盐与味精外的全部原料放入锅内,加适量清水,大火煮沸后,小火煨2h,加入味精、精盐调味即成。服法:当菜佐餐,每日1～2次。功效:祛湿除斑,养血益颜,清热解毒。适用于各种寻常疣。

五、西医治疗

1.治疗原则

消除疣体。

2.治疗方法

主要以外用药物治疗为主。

(1)局部治疗:适用于皮损较大或不宜使用物理治疗者。常用药物如氟尿嘧啶软膏、3%酞丁胺霜等;平阳霉素10mg用1%普鲁卡因20mL稀释于疣体根部注射,每个疣注射0.2～0.5mL,每周1次,适用于难治性跖疣。

(2)系统治疗:目前尚无确切有效的抗病毒药物,可试用免疫调节剂,如干扰素、左旋咪唑等。

六、预防调护

(1)防止皮肤干裂及外伤。

（2）跖疣应尽量避免挤压；疣目应避免摩擦和撞击，以防出血；生于甲下者，疼痛异常，宜尽早治疗。

（3）不要自行抠挖疣体，以防自身接种传播。

第五节　传染性软疣

传染性软疣是一种由传染性软疣病毒感染所致的病毒性、传染性疾病，临床表现为皮肤上出现蜡样光泽的珍珠状小丘疹，顶端凹陷有脐窝，能挤出乳酪样软疣小体。好发于青少年、儿童及女性，有一定传染性，愈后不留瘢痕。本病相当于中医学的"鼠乳""水瘊子"。

一、病因病机

中医学认为，鼠乳乃因腠理不密，风热或湿热毒邪乘隙侵入，阻于肌肤而生。

西医学认为，本病是由于感染传染性软疣病毒（MCV）引起。MCV 属痘病毒，主要通过直接接触传染，也可通过性接触、公共设施（如游泳池）及自体接种传播。

二、辨病

（一）症状

儿童及女性多见，好发于躯干和面颈部。成人发病可见于生殖器、臀部、下腹部等。皮损为半球形丘疹，皮色，米粒至绿豆、豌豆大小，中央有脐凹，表面有蜡样光泽，挑破顶端后，可见内含乳白色干酪样物质，称为"软疣小体"，为本病特征性表现。数目多少不定，几个到几十个不等，散在或簇集分布，互不融合。一般无自觉症状，少数可有瘙痒感。有一定传染性，数月后可自行消退，也可持续数年不愈，愈后不留瘢痕。

（二）体征

挑破皮疹顶端可挤出乳白色干酪样物质，为"软疣小体"。

三、类病鉴别

本病根据典型临床表现即可确诊。儿童发病主要应与幼年性黄色肉芽肿、Spitz 痣等进行鉴别，成人单个较大的皮损有时需与角化棘皮瘤、皮肤附属器肿瘤和基底细胞癌鉴别。

四、中医论治

本病以外治法为主。皮损数目多，伴有瘙痒者，可内服中药，方选马齿苋合剂（马齿苋、紫草、败酱草、大青叶）加减。

1.专药专方

薏苡仁：生薏苡仁对病毒感染性疾病有奇效，临床使用时薏苡仁务必用生者，切记妄投炒。古人云："用药之妙，如将用兵，兵不在多，独选其能，药不贵繁，唯取其效。"生薏苡仁用量为每日 50～150g，临床未见任何不良反应，且美容润肤，久服使人皮肤白皙细嫩，尤其适用于丝状疣、扁平疣患者。具体用法是每日以生薏苡仁150g 熬粥，长期服食，软疣尽可消退。

2.外治

外治可选用木贼草、板蓝根、马齿苋、香附、苦参、白鲜皮、薏苡仁等中药各20～30g，煎汤趁热洗涤患处，每天 2～3 次，可使部分软疣脱落。

3.刮疣法

刮疣法是本病最有效的治疗方法。在无菌条件下用齿镊、痤疮针、弯曲血管钳或消毒针头等挑破患处，挤出白色乳酪样物，再用 2.5% 碘酒外搽压迫患处。若皮损较多，应分批治疗，注意保护周围皮肤。

4.食疗

苡仁绿豆粥：取薏苡仁、绿豆各 30g，择净，洗去泥土，放入砂锅内，加清水适量，用武火煎沸后，改文火熬至熟烂成粥，加入少许白糖调味，于早晨空腹顿服。每日 1 剂，15d 为 1 疗程。

五、西医治疗

以局部外用药膏治疗为主，如维 A 酸软膏、斑蝥素或 1% 西多福韦软膏，具有无痛、无创伤的特点，儿童及其家长易于接受，但起效较慢。合并细菌感染时可先用 2% 莫匹罗星软膏，待感染控制后再行上述治疗。

六、预防调护

(1)保持局部清洁，避免搔抓，以防继发感染及扩散。

(2)家人勿共用衣物和浴巾，贴身衣物换洗后应消毒处理。

第六节　水痘

水痘是一种由水痘-带状疱疹病毒感染引起的水疱性传染性皮肤,临床表现以发热,皮肤起红色丘疹、小水疱为特点,具有很强的传染性。本病好发于冬春二季,儿童多见,最高发病年龄为 2～10 岁,大多数为亚临床感染。也可见于成人,少数成年人发病症状较小儿更重。本病发生后机体可产生持久的免疫力,再次感染的机会很小。本病中医病名也叫"水痘"。《幼幼集成·水痘露丹证治》曰:"水痘似正痘,外候面红唇赤,眼光如水,咳嗽喷嚏,涕唾黏稠,身热二三日而出,明净如水泡,形如小豆,皮薄,痂结中心。"

一、病因病机

西医学认为,水痘是由感染水痘-带状疱疹病毒引起的,此病毒存在于患者的呼吸道分泌物、疱液及血液中,可通过飞沫或直接接触传播,传染性很强,易造成流行,从发病前一日到全部皮疹干涸结痂均具有传染性。

中医学认为,本病乃因外感时毒之邪,从口鼻而入,郁于肺脾,与内湿相合,时毒与内湿外发肌肤而出现水疱。

二、辨病

(一)症状、体征

(1)发病前 2～3 周有水痘接触史。

(2)急性起病,发疹前常先有发热、鼻塞、流涕、全身不适等症状。

(3)前驱症状出现后 1～2d 发疹,一般先发生于躯干,逐渐发展至头面部、四肢,呈向心性分布,掌跖部位皮疹少见。皮疹初起为红色针尖至米粒大小斑疹、丘疹,很快变成绿豆大小的单房性水疱,呈椭圆形,中央有脐凹,周围绕以红晕,经2～3d 水疱干涸结痂。口腔黏膜、眼结膜、外阴等部位也可发生损害,水疱破溃可形成浅表小溃疡。在发病 2～5d 内,皮疹陆续分批出现,故丘疹、水疱、结痂 3 种不同时期的皮损可同时出现。

(4)可伴轻度瘙痒。

(5)并发症:继发感染表现为水疱化脓,愈后留有浅表瘢痕;严重者可致败血症或脓毒血症,少数患者可并发肺炎、脑膜炎等。

（二）辅助检查

1.一般检查

血常规可见白细胞总数正常或稍低。水痘并发肺炎时肺部听诊常有啰音及哮鸣音，X 线检查可见双肺野弥散性 2～20mm 大小的结节状阴影。

2.特殊检查

（1）组织病理学检查：水疱处棘细胞水肿呈气球状变性，棘细胞核内嗜酸性包涵体形成，染色质分布在其周围，以及多个多核巨细胞（细胞融合所致）出现，是水痘-带状疱疹病毒感染的特征性表现。

（2）病原学检查：将疱疹液直接接种入人胎羊膜组织培养分离病毒，免疫荧光法检测病毒抗原。

（3）血清学检查：补体结合抗体高滴度或双份血清抗体滴度 4 倍以上升高可明确病原。

（4）电子显微镜观察疱液：电子显微镜观察水痘-带状疱疹病毒呈砖形，直径150～200nm，有立体对称的衣壳。

三、类病鉴别

水痘应与丘疹性荨麻疹、脓疱疮相鉴别。根据发热，成批出现的红色丘疹、水疱，点状结痂，皮疹以躯干为主、呈向心性分布，可以明确诊断本病。

1.水疥（丘疹性荨麻疹）

好发于四肢等暴露部位，皮疹表现为风团或水肿性红色丘疹，中心可有水疱，质地坚实，瘙痒剧烈，无全身症状，易反复发作。

2.黄水疮（脓疱疮）

好发于面部、四肢等皮肤暴露部位，皮损表现为红斑，上有脓疱或米黄色结痂，有自体接种和接触性传染的特征。

四、中医论治

（一）论治原则

疏风清热，利湿解毒。

（二）分证论治

1.风热夹湿证

主要证候：轻微发热，皮肤散在分布红色丘疹、小水疱，疱液澄清，轻微瘙痒，伴鼻塞流涕或咳嗽,舌尖红,苔薄白,脉滑数。

治法:疏风清热,利湿解毒。

方药:银翘散加减(连翘、金银花、桔梗、薄荷、牛蒡子、竹叶、荆芥穗、生甘草、淡豆豉)。咽痛者可加板蓝根、薏苡仁;发热重者可加石膏、知母;疱液浑浊或有脓疱者,可加野菊花、蒲公英。

2.热毒夹湿证

主要证候:发病急重,痘疹大而密集,颜色红赤或紫黯,疱液浑浊或水疱破溃,高热,口渴,烦躁,面赤唇红,小便短赤,大便干结;舌质红,苔黄,脉洪数或滑数。

治法:清热解毒、凉血利湿。

方药:清瘟败毒饮(生石膏、水牛角、生地黄、栀子、黄芩、连翘、知母、丹皮、黄连、赤芍、玄参、竹叶、桔梗、甘草)加减。烦渴较甚者加芦根、天花粉;咽部红肿加板蓝根、山豆根、射干;口舌糜烂者,合导赤散(生地黄、木通、竹叶、生甘草)。

(三)特色治疗

1.中成药

(1)双黄连口服液:疏风解表,清热解毒。用于水痘风热夹湿轻证。

(2)紫雪散:清热解毒,开窍安神。用于水痘热毒证高热不退者。

2.外治

水疱未破时,可用三黄洗剂或炉甘石洗剂,加青黛散涂于患处,早晚各1次;疱破有糜烂渗液者,可用马齿苋、黄柏煎汤,放凉后湿敷患处,每日3次。

3.食疗

苡仁绿豆粥:取苡仁、绿豆各30g,择净,洗去泥土,放入砂锅内,加清水适量,用武火煎沸后,改文火熬至熟烂成粥,加入少许白糖调味,于早晨空腹顿服。每日1剂,15d为1疗程。

五、西医治疗

西医治疗主要以预防继发感染和加强护理为主。水疱破溃者可涂以2%甲紫液,继发感染时,可局部外用新霉素软膏或莫匹罗星软膏。热度较高可给予退热剂;皮疹瘙痒剧烈可口服抗组胺药物;重症患者可静脉滴注阿昔洛韦抗病毒治疗。

六、预防调护

(1)卧床休息,隔离患者至全部皮疹干燥结痂。

(2)患者的病室、衣被等,采用紫外线照射、通风、煮沸等措施进行消毒。

（3）多饮水，饮食宜清淡易消化，不吃油腻、辛辣食品。

（4）注意皮损局部护理，不要抠破，以防继发感染及遗留瘢痕。

第七节　风疹

风疹是一种由风疹病毒感染引起的急性发疹性传染病。临床表现以发热，全身发疹，耳部及枕后淋巴结肿大为特征。多发于冬春季节，儿童多见，也可见于成人。本病一般并发症少，预后较好，病后可获得终身免疫力。相当于中医的"风痧""痧子"。

一、病因病机

西医学认为，本病是因感染风疹病毒引起。风疹病毒主要通过飞沫传播，除鼻咽分泌物外，血液、粪便、尿液中也有病毒存在，引起后天性风疹。病毒进入人体后，在上呼吸道及颈部淋巴结生长繁殖，而后通过血液播散到身体其他部位。在发疹前 7d 即可出现病毒血症，在发疹时或发疹后 1~2d 内，血清中出现中和抗体，病毒消失。妊娠期感染风疹病毒可引起先天性风疹，重者可引起胎儿发育异常，患儿在出生后数月内仍有病毒排出，具有传染性。

中医学认为，本病因风热时邪从口鼻而入，郁于肺卫，蕴于肌肤，邪毒外泄，发于肌肤所致；或邪毒炽盛，气血相搏，内传于里，燔灼气营所致。因时邪阻于少阳经络，故耳后及枕部臖核肿大。

二、辨病

1.症状

（1）常于冬春二季发病，多见于 1~5 岁儿童，起病前常有风疹患者接触史，潜伏期为 2~3 周。

（2）起病较急，初期有流感样症状，表现为发热、鼻塞、流涕、咽痛、倦怠或全身不适等症状，持续约 1 周。

（3）发热 1~2d 后发疹，常先发生于面部，迅速蔓延至颈、躯干、四肢，最后至足底，为淡粉色散在，针尖至米粒大小丘疹、斑丘疹，少数融合成片。

（4）皮疹一般历时 3d，退后不留痕迹，脱屑少，不留色素沉着。少数儿童可有并发症，主要为支气管炎、中耳炎及脑炎；年龄较大儿童或成人可并发关节炎，极少数患者可伴发血小板减少性紫癜。

(5)先天性风疹综合征:指孕妇在妊娠 4 个月内患风疹,严重者可发生流产、死胎、早产或胎儿畸形。婴儿出生后常见先天性白内障、青光眼、耳聋、心脏及大血管畸形。

2.体征

可伴耳后、枕骨下、颈后淋巴结肿大、压痛。先天性风疹患儿心脏各瓣膜听诊区可闻及杂音或血管杂音。

3.辅助检查

前驱期及出疹期白细胞总数可降低,淋巴细胞、中性粒细胞百分比减少,出疹约 5d 后淋巴细胞增多。

三、类病鉴别

风疹需与麻疹,猩红热等发疹性疾病相鉴别。根据患者发热,头面、躯干部淡红色斑丘疹,耳后、枕骨后、颈部淋巴结肿大等特点可明确诊断。

1.麻疹

前驱期高热,卡他症状、呼吸道症状明显,表现为高热、咳嗽、流涕,结膜充血,眼泪汪汪,有时可出现呕吐、腹泻等症状,有特征性麻疹黏膜斑。发热 3～5d 出疹,呈玫瑰红色斑丘疹,初起发生于颜面、耳后、发际,迅速发展至颈部、躯干及四肢,约 3d 出齐,出疹后发热温度更高,可伴颈部淋巴结、肝、脾肿大。恢复期皮疹消退后常留有色素沉着及细小糠皮秕状脱屑。并发症较多,可合并支气管肺炎、中耳炎、脑炎、心功能不全等。

2.猩红热

前驱期常为突然发热、咽痛,持续约 1d 后出疹,皮疹表现为全身弥漫分布猩红色丘疹,皮疹密集,持续 2～4d 出齐,有特征性口周苍白圈、皮肤皱褶部位帕氏线及杨梅舌。可合并咽颊炎、扁桃体炎及心肌炎。皮疹消退后脱屑严重,手足部位常呈大片状脱屑。

四、中医论治

(一)论治原则

疏风清热,宣肺透疹。

(二)分证论治

1.肺卫风热证

主要证候:头面、躯干、四肢散在分布淡红色斑丘疹,疹点稀疏细小,分布均匀,有轻微瘙痒;伴发热恶风、鼻塞流涕,咽痛咳嗽,耳部及枕后臀核肿大;舌红苔薄白,脉浮数。

治法:疏风清热。

方药:银翘散加减(连翘、金银花、桔梗、薄荷、牛蒡子、竹叶、荆芥穗、生甘草、淡豆豉)。淋巴结肿大者加蒲公英、夏枯草;咽红疼痛者加大青叶、板蓝根;皮疹瘙痒者加丹皮、蝉蜕。

2.热入气营证

主要证候:疹色鲜红或紫黯,疹点稠密或融合成片;伴高热,面赤,口渴,心烦不宁,小便短赤,大便干结;舌红,苔黄,脉数有力。

治法:清热凉营,解毒透疹。

方药:白虎汤(石膏、知母、甘草、粳米)合清营汤(犀角现改为水牛角、生地、玄参、竹叶、麦冬、银花、连翘、黄连、丹参)加减。皮疹密集,颜色紫黯者,可加生地、丹皮、紫草;口渴明显者可加天花粉、鲜芦根;大便干结者可加全瓜蒌、郁李仁;咽痛明显者加板蓝根、大青叶;壮热不退者,可用紫雪丹(石膏、寒水石、滑石、磁石、玄参、木香、沉香、升麻、甘草、丁香、玄明粉、硝石、水牛角、麝香、朱砂)。

少数患儿因邪毒内传,破伤营血,疹色深赤紫黯,病情较重,除用清营汤(犀角现改为水牛角、生地、玄参、竹叶、麦冬、银花、连翘、黄连、丹参)加减清营解毒,凉血养阴外,可并用紫雪丹(石膏、寒水石、滑石、磁石、玄参、木香、沉香、升麻、甘草、丁香、玄明粉、硝石、水牛角、麝香、朱砂)牛黄清心丸(牛黄、麝香、人参、白术(麸炒)、当归、白芍、柴胡、干姜、阿胶、桔梗、水牛角)清心开窍,泄热解毒,以防邪陷心肝。

(三)特色治疗

1.中成药

(1)双黄连口服液:疏风解表,清热解毒,用于风疹肺卫风热证。

(2)银黄口服液:清热解毒,用于风疹肺卫风热证。

(3)清开灵口服液:清热凉血解毒,用于风疹热入气营证。

(4)紫雪散:清热解毒,开窍安神,用于风疹高热不退证。

2.外治

本病一般无需外治,若皮疹瘙痒剧烈,可外用三黄止痒洗剂、炉甘石洗剂;或可用花生油50g,煮沸后加入薄荷叶10g,待完全冷却后过滤去渣,外擦皮肤瘙痒处。

3.针刺疗法

(1)普通针刺法:疏风清热,活血凉营。处方:主穴选取曲池、合谷、三阴交、血海、膈俞。呼吸困难者配天突,胃肠不舒配天枢、大肠俞。操作:采用毫针泻法,每日 1 次,每次留针 30min,10 次为 1 疗程。

(2)皮肤针法:取穴风池、血海、夹脊穴(胸 2～5,骶 1～4)。方法:沿夹脊穴两侧轻叩,每日 1 次,每次叩打 20min,穴位处重叩至点状出血。

(3)耳针法:取穴肺、肾上腺、枕、神门、胃。方法:毫针刺法,每次选 3～4 穴,中等强度轻度捻转,每日 1 次,每次留针 30min,可用王不留行耳穴压豆,隔日 1 次。

4.食疗

苡仁绿豆粥:新产薏苡仁 50g、绿豆 30g,择去杂质,淘洗干净,加水适量,用武火煮沸后,改文火煮熟成粥,调入白糖少许,空腹顿服。每日 1 剂,15d 为 1 疗程。

五、西医治疗

1.内服药物

可酌情给予退热剂、止咳剂及镇痛剂。

2.外用药物

咽喉疼痛明显可用硼砂液漱口,伴发结膜炎可用氯霉素滴眼液或 10% 醋酸磺胺溶液滴眼。

六、预防调护

(1)发现风疹患儿应立即隔离,隔离至出疹 5d 后。

(2)风疹流行期间,不带易感儿童至人群密集的公共场所;注意保护孕妇,尤其是妊娠 3 个月内的孕妇,避免与风疹患儿接触。

(3)卧床休息,避免直接吹风,防止受凉后复感新邪加重病情。多饮水,饮食宜清淡易消化,不吃辛辣、煎炸与油腻之物。

第三章　细菌性皮肤病

第一节　脓疱疮

一、定义

脓疱疮是金黄色葡萄球菌和(或)乙型溶血性链球菌引起的一种急性化脓性皮肤病,多见于2～7岁儿童,可通过直接接触或自身接种传播。本病属中医学"黄水疮"范畴。

二、诊断要点

1.临床表现

(1)接触传染性脓疱疮:又称寻常型脓疱疮,传染性强,常在托儿所、幼儿园发生流行。可发生于任何部位,但以面部居多。

1)特征性皮损:疱壁薄的松弛性脓疱,易破溃、糜烂,结蜜黄色痂,常因搔抓而融合。

2)病情严重者可有全身中毒症状伴淋巴结炎,甚至引起败血症或急性肾小球肾炎。

(2)深脓疱疮:又称臁疮,主要由溶血性链球菌所致。好发于小腿,多见于营养不良的发热儿童或老人。

1)皮损特点:向深部发展的脓疱,表面有坏死和蛎壳状厚痂,周围红肿明显,去除痂皮后见碟状溃疡。

2)患者自觉疼痛明显,病程2～4周或更长。

(3)大疱性脓疱疮:主要由噬菌体Ⅱ组71型金黄色葡萄球菌引起。此病多见于儿童,成人也可发生,特别是HIV感染者。面部、躯干和四肢多见。

皮损特征:迅速增长的大疱,直径约1cm;疱液先清澈后浑浊;疱壁薄,先紧张后松弛;疱内有半月状积脓;疱周红晕不明显。

（4）新生儿脓疱疮：发生于新生儿的大疱性脓疱疮，起病急，传染性强。

1）皮损特征：广泛分布的多发性大脓疱，尼氏征阴性；疱周有红晕。

2）可伴高热等全身中毒症状，易发生败血症、肺炎、脑膜炎而危及生命。

（5）葡萄球菌烫伤样皮肤综合征（SSSS）：由凝固酶阳性、噬菌体Ⅱ组71型金黄色葡萄球菌所产生的表皮剥脱毒素导致。多见于5岁以内婴幼儿。起病前常有上呼吸道感染或皮肤、咽、鼻、耳等处的化脓性感染，皮损常由眼周和口周开始，迅速波及躯干、四肢。

1）特征性皮损：大片红斑基础上有松弛性水疱，尼氏征阳性；皮肤剥脱后呈烫伤样外观，褶皱部位明显；手足手套、袜套样剥脱；口周放射状裂纹，但无口腔黏膜损害。

2）重者发生败血症、肺炎而危及生命。

2.辅助检查

（1）常规检查：部分患儿可以发生急性肾小球肾炎或咽痛或皮疹，因此需要进行血、尿常规检查。

（2）对脓疱、脓痂培养，可以分离出致病菌，病原菌绝大多数是金黄色葡萄球菌，其次是白色葡萄球菌，少数为溶血性链球菌，也可为两者混合感染。必要时做菌型鉴定和药敏试验。

三、鉴别诊断

本病多见于儿童，好发于暴露部位，有接触传染和自身接种的特点，损害以脓疱与脓痂为主，再结合各型脓疱疮的特征，脓液检查发现细菌等，易于诊断。但应与丘疹性荨麻疹、水痘鉴别。

1.丘疹性荨麻疹

其特征是在风团样红斑基础上出现丘疹或水疱，好发于躯干、四肢，成批出现，反复发作，奇痒。

2.水痘

发疹常伴有发热等全身症状，皮疹为向心性分布，以绿豆到黄豆大小水疱为主，同时可以见到斑疹、丘疹、水疱和结痂等各个时期的皮损，口腔黏膜也常受累。

四、治疗

1.中医治疗

（1）辨证论治

1）暑湿热蕴证：脓疱密集，色黄，周围有红晕，糜烂面鲜红，多有口干，便干，小便黄。舌红,苔黄腻,脉濡滑数。

治法:清暑利湿,清热解毒。

方药:清暑饮加减。

2)脾虚湿蕴证:脓疱稀疏,色灰白或淡黄,糜烂面淡红,多有面黄,纳少,大便溏薄。舌淡,苔薄微腻,脉濡细。

治法:健脾渗湿。

方药:参苓白术散加减。

(2)中成药治疗:①暑湿热蕴证:银黄片。②脾虚湿蕴证:参苓白术丸、黄芪注射液等。

(3)中医外治:①外用青黛散用麻油调搽,每日 2～3 次。②用消毒针尖逐个挑破脓疱,立即用棉球将脓液吸干,再用 1%～2%甲紫药水外搽,每日 2～3 次。③渗出多时可选用马齿苋、紫花地丁、蒲公英、野菊花其中的任意一种,煎水外洗或湿敷;也可以选用市售的复方黄柏溶液外洗,每日 2 次。

(4)针刺疗法:取曲池、肺俞、神门、阴陵泉、血海穴,根据病情每日取 3 穴。快速进针,得气后大幅度捻转 3～5 次,再行提插手法 5～7 次,使之有强烈针感,每隔 5min 重复上述手法 1 次,留针 30min。

2.西医治疗

(1)全身治疗

1)保持皮肤清洁卫生,及时治疗瘙痒性皮肤病。患儿应隔离,防止接触传染,已污染的衣服用具等应进行消毒处理。

2)对皮损广泛,伴有发热或淋巴炎者,应及时给予抗生素,可选择金黄色葡萄球菌敏感的头孢类抗生素,必要时依据药敏试验选择用药。同时应注意水、电解质平衡,必要时输注血浆或人血丙种免疫球蛋白。

(2)局部治疗:以消炎、杀菌、干燥为原则。

1)脓疱未破者外用抗生素软膏;对较大脓疱,应抽取疱液;脓疱已破溃,或脓痂较厚者可用抗生素溶液湿敷,再用药膏。

2)SSSS 治疗:应加强眼、口腔、外阴护理。

3)常用外用药:0.02%呋南西林溶液、1∶5000 高锰酸钾溶液、3%硼酸溶液、0.5%新霉素溶液、0.05%苯扎氯铵溶液、莫匹罗星或夫西地酸乳膏等。

第二节　丹毒

　　丹毒是以患处皮肤突然发红成片、色如涂丹、灼热肿胀、迅速蔓延周围组织为主要表现的急性感染性皮肤病。在古文中均有记载，如《素问·至真要大论》云："少阳司天，客胜则丹疹外发，及为丹慄疮疡……"；《诸病源候论·丹毒病诸候》云："丹者，人身忽然焮赤，如丹涂之状，故谓之丹。或发于足，或发腹上，如手掌大，皆风热恶毒所为。重者，亦有疽之类，不急治，则痛不可堪，久乃坏烂"。本病发无定处，故中医学根据其发病部位而命名：生于胸腹腰胯部者，称"内发丹毒"；发于头面部者，称"抱头火丹"；发于小腿足部者，称"流火"；新生儿多生于臀部，称"赤游丹"。本病相当于西医的急性网状淋巴管炎。

一、病因病机

　　中医学认为，本病由于素体血分有热，外受火毒，热毒蕴结，郁阻肌肤而发；或由于皮肤黏膜破伤（如鼻腔黏膜、耳道皮肤或头皮破伤，皮肤擦伤，脚湿气糜烂，毒虫咬伤，臁疮等），毒邪乘隙侵入而成。凡发于头面部者，夹有风热；发于胸腹腰胯部者，夹有肝火；发于下肢者，夹有湿热；发于新生儿者，多由胎热火毒所致。

　　西医学认为，丹毒是由溶血性链球菌感染引起的皮肤、皮下组织内淋巴管及其周围组织的急性炎症。起病前常有皮肤及黏膜的细微破损，如发生于下肢与足部的丹毒常因足癣、甲真菌病及小腿溃疡等引起，颜面丹毒常与颜面、咽、耳等处病灶感染有关。此外，通过污染的器械、敷料、用具等感染也可发生丹毒。致病菌可潜伏于淋巴管内，引起复发。

二、临床表现

　　(1)多数发生于下肢，其次为头面部。起病前可有皮肤、黏膜破损等病史。

　　(2)发病急骤，潜伏期2～5d，初起往往先有恶寒发热、头痛骨楚、胃纳不香、便秘溲赤等全身症状。继则局部见小片红斑，迅速蔓延成大片鲜红斑，略高出皮肤表面，边界清楚，压之红色稍退，放手后立即恢复，表面紧张光亮，摸之灼手，肿胀、触痛明显。一般预后良好，5～6d后消退，皮色由鲜红转黯红或棕黄色，最后脱屑而愈。病情严重者，红肿处可伴发瘀点、紫斑，或大小不等的水疱，偶有化脓或皮肤坏死。亦有一边消退，一边发展，连续不断，缠绵数周者。患处附近臀核可发生肿痛。也可出现脓疱、水(血)疱或小面积的出血性坏死。好发于小腿、颜面部。

（3）新生儿丹毒常游走不定，多有皮肤坏死，全身症状严重。

（4）本病若由四肢或头面走向胸腹者，为逆证。新生儿及年老体弱者，火毒炽盛，易致毒邪内陷，见壮热烦躁、神昏谵语、恶心呕吐等全身症状，甚至危及生命。

（5）发于小腿者，愈后容易复发，常因反复发作，皮肤粗糙增厚，下肢肿胀而形成象皮肿。

（6）丹毒的复发可引起持续性局部淋巴水肿，最后结果是永久性肥厚性纤维化，称为慢性链球菌性淋巴水肿。乳腺癌患者腋部淋巴结清扫术后由于淋巴淤滞，也易反复患丹毒。

三、诊断

（1）根据前驱症状、好发部位、典型皮损，结合全身症状及实验室检查即可诊断。

（2）实验室检查：血常规检查白细胞总数常在 $20×10^9/L$ 以上，中性粒细胞百分比为 $80\%～90\%$，可有嗜酸性粒细胞增多，还可有血清嗜酸性阳离子蛋白增高，部分患者有血清 IgE 增高。

四、鉴别诊断

1.蜂窝织炎

局部皮色虽红，但中间隆起而色深，四周较淡，边界不清，胀痛呈持续性，化脓时跳痛，大多可坏死、溃烂；全身症状没有丹毒严重；不会反复发作。

2.漆疮（接触性皮炎）

有明显过敏物质接触史；皮损以肿胀、水疱、丘疹为主，伴灼热、瘙痒，但无触痛；一般无明显的全身症状。

五、辨证治疗

1.风热毒蕴证

主要证候：发于头面部，皮肤焮红灼热，肿胀疼痛，甚至发生水疱，眼睑肿胀难睁；伴恶寒发热，头痛，舌红，苔薄黄，脉浮数。

治法：疏风清热解毒。

（1）常用中成药：西黄胶囊，皮肤病血毒丸。

（2）简易药方：普济消毒饮加减。黄芩 10g，黄连 10g，柴胡 10g，升麻 10g，金银花 30g，连翘 10g，蒲公英 30g，白芷 10g。水煎服，每日 1 剂，分 2 次服。大便秘结者,加生大黄、芒硝;咽痛者,加牛黄、玄参。

2.湿热毒蕴证

主要证候:发于下肢,局部红赤肿胀、灼热疼痛,或见水疱、紫斑,甚至结毒化脓或皮肤坏死,可伴轻度发热,胃纳不香,舌红,苔黄腻,脉滑数。反复发作,可形成象皮腿。

治法:清热利湿解毒。

(1)常用中成药:龙胆泻肝丸,四妙丸,西黄胶囊。

(2)简易药方:五神汤合萆薢渗湿汤加减。萆薢 10g,黄柏 10g,赤芍 10g,牡丹皮 10g,泽泻 10g,车前子 10g,蒲公英 30g,紫花地丁 30g,白花蛇舌草 30g,茯苓 10g,金银花 10g。水煎服,每日 1 剂,分 2 次服。肿胀甚者或形成象皮腿者,加生薏苡仁、防己、赤小豆、丝瓜络、鸡血藤。

3.胎火蕴毒证

主要证候:发生于新生儿,多见于臀部,局部红肿灼热,常呈游走性,或伴壮热烦躁,甚则神昏谵语、恶心呕吐。

治法:凉血清热解毒。

简易药方:犀角地黄汤合黄连解毒汤加减。水牛角(先煎)20g,赤芍 10g,牡丹皮 10g,生地黄 10g,黄连 10g,黄芩 10g,黄柏 10g,栀子 10g。神昏谵语者,可加服安宫牛黄丸或紫雪丹。

六、外治疗法

(1)外用四黄膏,每日 3 次。

(2)皮肤坏死者,若有积脓,可在坏死部位切一两个小口,以引流排脓,掺九一丹。

七、其他疗法

1.针灸治疗

(1)刺血疗法:在患处消毒后,用三棱针围绕患处四周点刺放血,可以清泻热毒,适用于下肢丹毒,颜面丹毒禁用。

(2)穴位注射:足三里、三阴交均取患侧。每穴注射银黄注射液 1mL,每天 1 次,5 次为 1 个疗程。

(3)七星针疗法:局部红肿处常规消毒,取七星针轻叩刺之,直至少量渗血,2d 1 次,5 次为 1 个疗程。适用于慢性丹毒。

2.西医治疗

(1)早期、足量、高效地应用抗生素治疗可有效控制炎症,缓解全身症状并减少复发率。首选青霉素,过敏者可用红霉素静脉滴注。口服泰利必妥,也可选用抗菌谱较广的头孢类抗生素。一般疗程为 10～14d,在皮损消退后应维持一段时间。

(2)加强支持疗法,对于高热、全身症状明显者应对症处理。

(3)局部处理:有水疱破溃者可用 1：2000 小檗碱(黄连素)或呋喃西林液湿敷,无水疱者可外用抗生素类软膏如莫匹罗星(百多邦)软膏、诺氟沙星乳膏等。

3.物理治疗

常采用紫外线照射、音频电疗、超短波、红外线、微毫米激光,均有一定疗效。

八、预防与调理

(1)患者应卧床休息,多饮开水,床边隔离。流火患者应抬高患肢。

(2)应积极寻找致病菌易进入的皮肤破损部位,如湿疹的搔抓、破损或外伤,一旦发现应积极治疗。

(3)因脚湿气致下肢复发性丹毒的患者,应彻底治愈脚湿气,以减少复发。

(4)忌食辛辣、海鲜、牛羊肉等发物,以及香菜、韭菜、姜、葱、蒜等辛香之品。

九、临证心得

1.紧抓病机核心,火毒为患,治当凉血解毒

丹毒属于火毒诸证,临床症见红、肿、热、痛,其发病多由湿热病机转化而来。火毒与热不能截然分开,只是程度不同的两种状态,火为热之极,热为火之渐,火热炽盛则成毒。火毒致病多急骤,《外科理例》云:"外科冠痈疽于杂病之先者,变故生于顷刻,性命悬于毫芒故也。"故病情较重,易于传变。《外科精要》有云:"凡痈疽之疾,真如草寇,凡疗斯疾,不可以礼法待之,必服一二紧要经效之药,把定脏腑。"因而火毒之皮肤诸疾需当机立断,以绝传变后患。火毒易入营血,治当清营凉血解毒之法,常用大剂量之水牛角、鲜生地黄、赤芍、牡丹皮、大青叶、板蓝根、野菊花、紫花地丁、七叶一枝花、白花蛇舌草等;酌加生大黄、厚朴、枳壳以通腑泻热、釜底抽薪;加生石膏、黄连、知母清气分之热,同时加生薏苡仁、茯苓以淡渗利湿,且能固护中焦脾胃。

2.注重发病部位的辨证

丹毒发于头面多与风热毒邪郁滞经络有关,以清热疏风、凉血解毒为主要治法,应用风药必不可少。常用防风、荆芥、升麻、牛蒡子、白鲜皮等,结合清热解毒、

凉血散瘀之品如金银花、赤芍、牡丹皮、生石膏、水牛角等每每获效。因头面为"诸阳之会",风热之邪易于侵袭头面,疏风清热给邪以出路。而发于胁肋部与气郁化火有关,因胁肋部为肝经所系,肝胆郁热,夹毒而发,则出现胁肋部丹毒,疏肝理气、解郁化瘀成为治疗的关键。常用药物如柴胡、郁金、佛手、川楝子、香附、丹参等。发于下肢者多夹有湿热。湿热瘀滞,夹毒阻滞肌肤则发生下肢丹毒,清热利湿、活血化瘀则显得尤为重要。常用药物为黄柏、草薢、土茯苓、冬瓜皮、茯苓皮、桃仁、红花等。在一些病案中,湿热瘀滞日久,血脉不通,湿热无以出路,需加大活血化瘀的力量,活血利湿成为重中之重。临床用水蛭、土鳖虫、全蝎、泽兰、泽泻等,使气血得通,湿热得清。

3.后期顾护正气,治当益气养阴

热毒邪气阻滞肌肤,日久必然伤及气阴。特别是疾病后期,气阴两伤,络瘀血阻成为疾病主要的病机。益气养阴、活血化瘀是后期治疗的基本法则。常用药物为生黄芪、党参、麦冬、五味子、天冬、麦冬、丹参、牡丹皮、当归、白芍等。后期治疗应避免过于苦寒伤及气阴,败坏肠胃。益气养阴,活血化瘀可以修复病络,恢复皮肤功能,减少复发。

第三节 毛囊炎、疖及疖病

一、定义

毛囊炎和疖为单个毛囊和毛囊组织的细菌感染性皮肤病,若多发及反复发作者称为疖病。

二、诊断要点

1.临床表现

(1)毛囊炎:为局限于毛囊口的化脓性炎症。

1)好发部位:好发于面部、颈部、臀部及外阴。

2)特征性皮损:红色毛囊性炎性丘疹,数天内出现脓疱,周围红晕,愈后一般不留瘢痕。

3)慢性毛囊炎:迁延不愈的毛囊炎。

4)须疮:发生于胡须部位的毛囊炎。

5)秃发性毛囊炎:发生于头皮且愈后留有瘢痕和永久性脱发者。

6)瘢痕疙瘩性毛囊炎:发生于颈项部乳头状增生或形成瘢痕硬结者,属于中医"发际疮""骷髅疽"范畴。

7)好发于面部的毛囊炎,尤其是鼻孔及上唇者,因面部有丰富的淋巴管及血管网,且和颅内血管相通,故易引起海绵窦血栓性静脉炎、败血症,甚至脑脓肿等。

(2)疖和疖病:为毛囊深部及其周围的化脓性炎症。多单发,若多发且经久不愈,称为疖病。

1)好发于头面部、颈项、臀部及会阴。

2)特征性皮损:初起为毛囊性炎性丘疹,基底浸润明显,此后炎症向周围扩张成质硬结节,伴红肿热痛;后期中央变软有波动感,形成脓栓,脓栓脱落后有脓血和坏死组织排出。

3)发生于耳道者,称耳道疖,外耳道及患侧面部剧痛;发生于鼻部和上唇的疖,因为此处静脉与海绵筛窦吻合,当未成熟的疖被挤捏后,可使病菌经血行引起海绵窦炎及颅内感染。

4)患者多有免疫力低下、长期饮酒、中性粒细胞功能障碍等。

2.辅助检查

(1)脓液直接涂片做革兰染色后镜检,可留取标本做细菌培养鉴定和药敏试验。

(2)多发性毛囊炎和疖的血常规检查可出现白细胞总数升高,中性粒细胞明显增多。

(3)疖病患者应排除有免疫功能低下和糖尿病的可能。

三、鉴别诊断

毛囊炎以浅在性毛囊性小脓疱,炎症较轻,中心无脓栓为诊断要点。疖的诊断要点是炎症浸润较深而大,侵及毛囊和毛囊周围,中心有脓栓,局部皮肤红、肿、热、痛明显。疖应与痈、痱疖鉴别。

1.痈

皮损局部红肿更为明显,表面有数个脓栓,脓栓脱落后留下多个带有脓性基底的深在溃疡,状如蜂窝,疼痛剧烈,伴有发热和全身不适。

2.痱疖

又名假性疖病,为汗腺化脓感染,俗称痱毒。特点是形似疖,但中央无脓栓,也无毛发贯穿,多与红痱同时存在。夏季发生,儿童多见。

四、治疗

1.中医治疗

（1）辨证论治

1）热毒蕴结证：多为气实火盛的患者；轻者疖肿单发（只有 1 个或 2 个），损害多者可散发全身，发无定处，此愈彼起，四季均发，可有发热，口渴，溲赤，便秘。苔黄，脉数。

治法：清热解毒。

方药：五味消毒饮加减。大便干结者，加生大黄泻热通腑。

2）暑热浸淫证：好发于夏秋季，以儿童及产妇多见，可有发热、口渴、便秘、溲赤等。苔薄腻，脉滑数。

治法：祛暑清热，兼以化湿。

方药：清暑汤加味。热毒盛者，加黄连、黄芩、山栀；小溲短赤者，加六一散（包煎）；大便秘结者，加生大黄泻热通腑。

3）体虚毒恋证：疖肿常此愈彼起，不断发生，缠绵日久，常见于体质虚弱或某些慢性病患者。舌质淡，苔薄黄，脉濡或滑。

治法：补气扶正、托毒、祛邪。

方药：八珍汤合托里消毒散加减。阴虚口渴甚者，加天冬、玄参、麦冬养阴生津。如有消渴等病者，应积极治疗原发疾病。

（2）中成药及特色治疗：①千锤膏外贴，每日 1 次；或青黛散用麻油调搽，每日 2～3 次。②用消毒针尖逐个挑破脓疱，立即用棉球将脓液吸干，再用 1%～2% 甲紫药水外搽，每日 2～3 次。③渗出多时可选用马齿苋、紫花地丁、蒲公英、野菊花，任选 1 种，煎水外洗或湿敷，可以选用市售的复方黄柏溶液外洗，每日 2 次。

2.西医治疗

（1）系统药物治疗：对多发性毛囊炎及较严重的疖，应进行系统药物治疗。可选用耐酶青霉素类、头孢类、大环内酯类或喹诺酮类抗生素，也可根据药敏试验选择抗生素。对反复发作的毛囊炎和疖病，可注射丙种球蛋白，或注射多价葡萄球菌菌苗等。

（2）外用药物治疗：毛囊炎和疖的局部治疗原则为杀菌抗炎。早期未化脓者可外搽 2.5% 碘酊、氯柳酊、莫匹罗星软膏或 20%～30% 鱼石脂软膏。如已化脓破溃，应及时切开引流。

（3）物理治疗：疾病早期可选用超短波、远红外线和紫外线光疗。

第四章 真菌性皮肤病

第一节 白癣

白癣是一种常见的头部真菌性感染性疾病,主要由铁锈色小孢子菌和犬小孢子菌感染头皮和头发而引起。白癣常在儿童期发病,容易在幼儿园、小学及家庭中相互传染,理发工具如剃刀、梳子、毛巾等也是主要的传染媒介。近年来养宠物家庭增多,患癣病的猫狗常为传染源。中医学对本病早有认识,白癣相当于中医的"白秃疮""蛀发癣"。

一、病因病机

本病多因腠理不密,剃发染毒,邪毒侵袭,结聚不散,致气血不和,毛发失养,发为秃疮;或胃经积热,外染邪毒,湿热浊毒阻滞,肌肤毛发失养而发本病。

二、辨病

(一)症状

本病多见于学龄儿童,男性多于女性。皮损特征为头皮圆形或不规则形覆盖灰白色鳞屑的斑片。

(二)体征

病损区毛发干枯无泽,常在距头皮 0.3～0.8cm 处折断而见断发参差不齐。头发易于拔落且不疼痛,断发根部包绕有白色鳞屑形成的菌鞘。自觉瘙痒。发病部位以头顶、枕部居多,但发缘处一般不被累及。青春期可自愈,秃发也能再生,不遗留瘢痕。

(三)辅助检查

1.直接镜检

实验室真菌学检查:75%乙醇消毒患处后用镊子拔取断发或病发残根进行真菌学检查。将断发置于载玻片上,滴加 1 滴 20%氢氧化钾溶液,显微镜下观察,白癣为发外镶嵌性小孢子。

2.真菌培养和鉴定

将断发接种于含抗生素(如氯霉素)的沙氏培养基或其他皮肤癣菌培养基,如马铃薯培养基,28℃培养 3～4 周,根据菌落形态和显微镜下菌丝、孢子的形态鉴定菌种。

3.Wood 灯检查

用 Wood 灯在暗室直接照射头部病区,白癣呈亮绿色荧光。

三、类病鉴别

1.头部脂溢性皮炎

脂溢性皮炎多见于青年人,白色鳞屑堆叠,梳抓时纷纷脱落,鳞屑呈油腻性,头发呈稀疏脱落,脱发而不断发。

2.头部银屑病

银屑病皮损为较厚的银白色鳞屑性斑片,头发呈束状,刮去鳞屑可见渗血点,无断发现象。

3.斑秃

为突然发生的非炎症性、非瘢痕的片状局限性脱发,一般无自觉症状。

四、中医论治

(一)论治原则

中医认为,头癣主要是虫毒外侵,湿热郁积于头皮毛发所致,治宜杀虫止痒、清热除湿。中医内治法基本无效,故以外治法为主。

(二)特色治疗

1.专方专药

(1)复方土槿皮酊剂:土槿皮 80g,野菊花、苦参、花椒、地肤子、蛇床子各 30g,黄柏、百部、白矾各 20g,全药共为粗末,加入 75％乙醇 1000mL,冬天浸泡 14d,夏天浸泡 7d。临床应用时以此药液直接外搽病损处,每天 2 次,每次 20min,同时剃光头发(女孩可剪去皮损周围头发)。与此同时,患者所用的枕巾、手帕、帽子等用具定期煮沸灭菌。每 10d 为 1 个疗程,治疗 2～4 个疗程。

(2)川黄连 50g,花椒 25g,装入瓶内加 75％乙醇浸泡 5d 后备用。治疗时用棉棒将药液均匀涂于患部,每日 3～4 次,连续 10d 为 1 个疗程,不愈者可继续用药 1～2 个疗程。

(3)硫楝松枣膏:升华硫 12g,川楝子 12g,松香 12g,红枣炭 12g,枯矾 1.5g,广丹 1.5g,花椒 2g,共为细面混匀装瓶备用。用时根据疮面大小取适量药面以凡士林调匀,外涂时从外向内螺旋涂搽(在发际部使用,以发际为限)。治疗前最好先剃去头发,以便治疗,敷药前先用热水肥皂洗头,以加速去除头皮上的鳞屑、痂及病发,使所敷药膏效果更好,每日 1 次。

(4)苦豆子油搽剂:以新疆产中草药苦豆子(布亚)为原料经提取其中的有效成分研制而成,《药物大全》中记载:"布亚性味甘寒,具有清热解毒、收敛、消炎、止痛、抗菌等功能。"治疗时患者剃短头发,用硫黄乳膏每天清洗 1 次,以清洁污物,促进药物吸收,用棉签把苦豆子油搽剂外涂于皮损上,轻揉片刻,每天 3 次,治疗 4 周。

2.外治法

拔发:用镊子把皮疹范围内的病发全部拔去,并将皮疹周围 1cm 处的头发剃光,以便用药。用下列中药煎水洗头:黄连 20g,藿香 30g,大黄 30g,紫草 30g,明矾 20g,黄精 30g,煎水 1000mL,微温外洗患处。然后局部外涂 10% 的硫黄膏或雄黄膏(雄黄 5g,氧化锌 10g,凡士林 85g 调成膏),每天 2～3 次。注意用药必须用够疗程,一般需连续用药 3～4 周或更长时间。

五、西医治疗

1.治疗目标

目标是清除病原菌,解除症状,防止复发。采用服、搽、洗、剪、消综合治疗。

2.常用方法

(1)局部治疗:早期损害范围小、数目少的患者可以单纯采用外用药治疗。外用药的使用需水、酊剂与膏剂相配合,即先搽透皮作用较强的水、酊剂,以杀死毛囊部位的真菌,然后再搽作用较持久的膏、霜剂。除此以外,联苯苄唑的溶液、软膏等药物均可试用。

(2)系统治疗:目前可选择的药物包括灰黄霉素、特比萘芬、伊曲康唑或氟康唑。灰黄霉素作为传统的系统抗真菌药物在头癣的治疗中获得了较好的疗效,目前仍可作为一线药物。灰黄霉素治疗疗程为 3～4 周。特比萘芬治疗头癣成人剂量为每日 250mg,儿童体重＜20kg,每日 62.5mg,体重 20～40kg,每日 125mg,疗程 4～6 周。特比萘芬对毛癣菌引起的头癣疗效较好,应用安全。伊曲康唑成人每日 100～200mg,儿童每日 3～5mg/kg,饭后立即服用,疗程 4～6 周。伊曲康唑对小孢子菌和毛癣菌引起的头癣疗效和安全性均较好。要定期检查肝功能,肝酶异常者应停药。

六、预防调护

(1)首先要做到早期发现,早期治疗,以减少感染来源。

(2)不可使用患者的梳子、帽子和枕套等生活用具。

（3）加强理发室管理，对理发用具每日应分别用水煮沸 15min，或 75％乙醇、5％石炭酸、10％福尔马林溶液浸泡消毒等。

（4）患者须经彻底治愈后，才能参加集体活动如入学、入托、游泳等。

（5）对患儿的生活用具如毛巾、帽子、枕套、梳子、衣服、被单等进行煮沸消毒，剃下头发应烧掉，以防止再感染。

（6）家庭中如有病猫、病狗应及时处理。

七、疗效判定标准

参考国家中医药管理局《中医病症诊断疗效标准》。

（1）痊愈：症状及体征消失，毛发生长正常。复查真菌连续 3 次阴性，或滤过紫外线灯检查阴性。

（2）好转：症状明显减轻，鳞屑斑减少 50％以上，复查真菌仍有阳性，或滤过紫外线灯下仍可见亮绿色荧光。

（3）未愈：症状及体征无缓解或鳞屑斑减少不足 30％。

第二节　黄癣

黄癣是由许兰毛癣菌（简称黄癣菌）感染所致，是既往在我国农村流行最广、危害最重的一种头癣，常因治疗不及时或不当，导致大片永久性秃发，给无数患者尤其是儿童和青少年造成终身遗憾。目前，本病在我国大部分地区已基本消灭，偶有散发病例。中医学对本病早有认识，相当于中医的"肥疮""癞痢头""癫头疮"。

一、病因病机

本病因剃发染毒，邪毒侵袭，结聚不散，外感湿热，毒蕴皮肤；或湿热日久，肌肤失养致气血不和，毛发失养。

二、辨病

（一）症状

本病多见于儿童期，如不治疗可迁延至成年。毛囊破坏后形成瘢痕，可形成永久性脱发。

（二）体征

头皮感染病菌后开始在表皮下形成针尖样、淡黄色小点，然后发展成大小不一的淡黄色、周边高起的痂皮，称为黄癣痂。痂脆而易碎，中央可见一至数根毛发，毛发粗糙而无光泽,容易折断或脱落,除去痂块后则可见凹陷、红色、湿润的基底,皮损处常散发出特殊的鼠尿臭味。患者若不治疗,皮损呈进行性发展,青春期后也不消退,最终可散布整个头皮。由于黄癣常伴有细菌感染,附近淋巴结可肿大、压痛,毛囊破坏后则形成瘢痕。

(三)辅助检查

1.直接镜检

实验室真菌学检查:75％乙醇消毒患处后用镊子拔取断发或病发残根进行真菌学检查。将断发置于载玻片上,滴加 1 滴 20％氢氧化钾溶液,显微镜下观察,黄癣菌为"发内外型"感染菌,发内可见粗细、大小较一致的菌丝、关节菌丝和圆形、方形孢子。头发鳞屑和黄癣痂内则可发现大量圆形、椭圆形孢子和短粗、多角形菌丝,营养良好时可见到较多鹿角形菌丝。

2.真菌培养和鉴定

将断发接种于含抗生素(如氯霉素)的沙氏培养基或其他皮肤癣菌培养基,如马铃薯培养基,28℃培养 3～4 周,根据菌落形态和显微镜下菌丝、孢子的形态鉴定菌种。

3.Wood 灯检查

用 Wood 灯在暗室直接照射头部病区,病发呈黯绿色荧光反应。

三、类病鉴别

1.脓疱疮

为葡萄球菌、链球菌感染或二者混合感染。主要表现为头皮和毛囊的炎性反应,周围淋巴结肿大,严重者常伴有体温升高,头发基本正常。真菌检查阴性。

2.脂溢性皮炎

为一种渗出性皮炎,有油脂状鳞屑,多见于皮脂分泌旺盛的成年人。头发常常细而多油,顶部头发易脱落而显稀疏,病程长者可出现"秃顶",而不是"瘢秃"。毛发和鳞屑真菌检查均为阴性。

3.头皮糠疹

常发生于头顶部、枕上方的灰白色糠状鳞屑,对称或成片发生,可能与卵圆形糠秕孢子菌感染有关。自觉症状较轻,头皮炎症不明显,需要与鳞屑型黄癣鉴别。头发生长正常,真菌检查阴性,鳞屑中可查到圆形或卵圆形糠秕状小孢子但无明显菌丝。

4.银屑病

头发生长、光泽基本正常,无明显脱发现象,头皮无瘢痕形成。鳞屑较厚处的头发可见"束状"改变。鳞屑和头发查不到真菌,四肢和躯干皮肤常可找到银屑病的典型皮疹。

四、中医论治

(一)论治原则

中医认为,头癣主要是虫毒外侵,湿热郁积于头皮毛发所致,治宜杀虫止痒、清热除湿。中医内治法基本无效,故以外治法为主。

(二)特色治疗

1.专方专药

(1)肥油膏:番木鳖、当归、藜芦、黄柏、苦参、杏仁、狼毒、白附子、鲤鱼胆各适量。按常规制成药膏。用时患处拔发,外敷药膏。本方出自《医宗金鉴》,有燥湿杀虫止痒之功。适用于肥疮。

(2)癣湿药水:土槿皮、蛇床子、大枫子仁、百部、防风、当归、蝉蜕、透骨草、花椒、侧柏叶、吴茱萸、斑蝥。方中重用土槿皮杀虫止痒疗癣为主药;蛇床子、大枫子仁、百部、防风、蝉蜕、花椒、透骨草、侧柏叶、吴茱萸祛风除湿,杀虫止痒,斑蝥攻毒,当归活血,共为辅药。诸药合用,共达祛风除湿,杀虫止痒之功。搽于洗净的患处,每日3~4次。

(3)复方土槿皮洗剂:土槿皮 60g,苦参、生百部、蛇床子、川楝子各 30g,苍术、白矾各 20g,每剂加水 2000mL,浸泡 30min 后煮沸 10min,滤渣取液待温外洗,每日 2 次,每次 30min,洗后用土槿皮酊与克霉唑癣药水交替外擦,每日 2 次。方中重用土槿皮为君,清热解毒,杀虫止痒;臣以苦参、生百部、蛇床子、川楝子协助君药杀虫解毒止痒;苍术、白矾燥湿杀虫为佐使。方中土槿皮用量宜大,可用至 60~90g。

(4)复方黄柏洗剂:黄柏 60g,苍术、苦参、蛇床子、白鲜皮、百部各 25g,每剂加水 2000mL,浸泡 30min 后煮沸 15~20min,滤渣取液待温外洗,每日 2 次,每次 20min,洗后外涂复方酮康唑软膏,每日 2 次,7d 为 1 个疗程,共治疗 4 个疗程。

(5)楮叶:楮叶为桑科植物构树的干燥树叶,具有清热解毒、凉血止痒功效。楮叶治癣在古代本草方书早有记载,《本草纲目》云:"去风湿肿胀……,癣疮。"《圣惠方》记载:"治癣湿痒不可忍,楮叶半斤,细切捣令极烂,敷于癣上。"实验表明楮叶对浅部真菌有较强的抑制作用。

(6)黄柏:实验证实黄柏煎剂或浸剂对多种常见的致病性皮肤真菌如红色毛癣菌、絮状表皮癣菌、大小芽孢子菌、许兰毛癣菌、奥杜盎小孢子菌等均有不同程度的抑制作用。

2.外治法

拔发:目的为清除患病的毛发。黄癣患者初期,病损部位较小者用平嘴钳子沿着头发生长方向连根拔除,勿折断,范围扩大至病损外 1～2cm 的正常头发。每周拔发 1 次,连续 3～4 次,同时每天洗头,外擦 2.5％碘酊,或用抗真菌药物外擦。

五、西医治疗

1.治疗目标

目标是清除病原菌,解除症状,防止复发。采用服、搽、洗、剪、消综合治疗。

2.常用方法

(1)局部治疗:早期损害范围小、数目少的患者可以单纯采用外用药治疗。外用药的使用需水、酊剂与膏剂相配合,即先搽透皮作用较强的水、酊剂,以杀死毛囊部位的真菌,然后再搽作用较持久的膏、霜剂。除此以外,联苯苄唑的溶液、软膏等药物均可试用。

(2)系统治疗:目前可选择的药物包括灰黄霉素、特比萘芬、伊曲康唑或氟康唑。灰黄霉素作为传统的系统抗真菌药物在头癣的治疗中获得了较好的疗效,目前仍可作为一线药物。灰黄霉素治疗疗程为 3～4 周。特比萘芬治疗头癣成人剂量为每日 250mg,儿童体重＜20kg,每日 62.5mg,体重 20～40kg,每日 125mg,疗程 4～6 周。特比萘芬对毛癣菌引起的头癣疗效较好,应用安全。伊曲康唑成人每日 100～200mg,儿童每日 3～5mg/kg,饭后立即服用,疗程 4～6 周。伊曲康唑对小孢子菌和毛癣菌引起的头癣疗效和安全性均较好。要定期检查肝功能,肝酶异常者应停药。

六、预防调护

(1)首先要做到早期发现,早期治疗,以减少感染来源。

(2)不可使用患者的梳子、帽子和枕套等生活用具。

(3)加强理发室管理,对理发用具每日应分别用水煮沸 15min,或 75％乙醇、5％石炭酸、10％福尔马林溶液浸泡消毒等。

(4)患者须经彻底治愈后,才能参加集体活动如入学、入托、游泳等。

(5)对患儿的生活用具如毛巾、帽子、枕套、梳子、衣服、被单等进行煮沸消毒,剃下头发应烧掉,以防止再感染。

(6)家庭中如有病猫、病狗应及时处理。

七、疗效判定标准

（1）治愈：临床症状、体征消失。真菌检查连续 3 次阴性或滤过紫外线灯下检查阴性。

（2）好转：瘙痒及其他症状明显减轻，菌痂脱落 50％以上，复查真菌仍有阳性，或滤过紫外线灯下仍见黯绿色荧光。

（3）未愈：症状无变化，体征缓解程度不足 30％，真菌检查仍阳性。

第三节　手足癣

手癣和足癣是发生在手掌和足跖以及指（趾）间的皮肤癣菌感染，也可累及手、足背及腕、踝部。本病发病率居浅部真菌病首位，其发病与密切接触传染源有关，而手搔抓足癣部位是引起手癣的主要原因。该病易复发，国内足癣复发率高达50％～80％。中医学对本病早有认识，手癣相当于中医的"鹅掌风"，足癣相当于中医的"臭田螺""脚湿气"。

一、病因病机

本病由生活、起居不慎，风邪湿热、虫毒入侵，蕴积皮肤，或相互接触，毒邪相染所成，或久居湿地，感染湿毒所致。病发于足部，则发为脚湿气；发于手掌部，则为鹅掌风。其风热盛者，多表现为干燥，瘙痒脱屑；湿热盛者，则多渗流滋水，瘙痒结痂；郁热化燥，气血不和，肤失营养，则皮肤肥厚、燥裂、瘙痒。

二、辨病

（一）症状

1. 鹅掌风

鹅掌风相当于西医的手癣。本病男女老幼均可染病，但以成年人多见。开始多数为单侧发病，逐渐波及双手。夏天起水疱病情加重，冬天则枯裂疼痛明显。

2. 脚湿气

脚湿气相当于西医的足癣。多发于成年人，儿童少见。发病季节明显，夏秋病重，多起水疱、糜烂；冬春病轻，多干燥裂口。

（二）体征

1. 鹅掌风

本病初起为掌心或指缝水疱或掌部皮肤角化脱屑、水疱。水疱多透明如晶，散在或簇集,瘙痒难忍。水疱破后干涸,叠起白屑,中心向愈,四周继发疱疹,并可延及手背、腕部。日久致手掌皮肤肥厚,枯槁干裂,疼痛,屈伸不利,宛如鹅掌。病程慢性,反复发作。

2.脚湿气

本病主要发生在趾缝,也见于足底。以皮下水疱,趾间浸渍糜烂,渗流滋水,角化过度,脱屑,瘙痒等为特征。临床可分水疱型、糜烂型、脱屑型等,但常以一两种皮肤损害为主。

(1)水疱型:多发在足弓及趾的两侧,为成群或分散的深在性皮下水疱,瘙痒,疱壁厚,内容清澈,不易破裂。数天后干燥脱屑或融合成多房性水疱,撕去疱壁可显示蜂窝状基底及鲜红色糜烂面。

(2)糜烂型:发生于趾缝间,尤以三、四趾间多见。表现为趾间潮湿,皮肤浸渍发白。如将白皮除去后,基底呈鲜红色。剧烈瘙痒,往往搓至皮烂疼痛,渗流血水方止。此型易并发感染。

(3)脱屑型:多发生于趾间、足跟两侧及足底。表现为角化过度、干燥、粗糙、脱屑、皲裂。常由水疱型发展而来,且老年患者居多。

水疱型和糜烂型常因抓破而继发感染,致小腿丹毒、红丝疔或足丫化脓,局部红肿,趾间糜烂,渗流腥臭滋水,胯下淋巴结肿痛,并可出现形寒发热、头痛骨楚等全身症状。

(三)辅助检查

1.直接镜检

直接涂片检查一般采用10%氢氧化钾溶液或革兰染色,是最简单也是最重要的实验室诊断方法。其优点在于简单、快速,阳性结果可确定真菌感染,但由于阳性率低,阴性结果不能排除诊断。该法只能证实标本中有无真菌,而不能确定是哪一种真菌。显微镜下观察到真菌菌丝或者孢子,或者念珠菌特有的假菌丝和孢子,即为阳性。

2.真菌培养检查及药物敏感试验

培养的阳性率略高于直接镜检,且明确致病菌种有利于选择药物和预防复发。

3.组织病理学检查

真正的致病菌要经过确认其在组织中的寄生形态及宿主的组织反应来判断。通过组织病理学检出菌丝或孢子可起到确诊作用。对于深部皮肤念珠菌病,病理检查必不可少。

三、类病鉴别

1.手癣

常需与手癣鉴别的疾病有以下几种。

(1)手部湿疹:初发时常常两手同时出现对称性损害,边界不很清楚,时轻时重,皮疹呈多形性表现,真菌检查阴性。

(2)剥脱性角质松解症:又名层板状出汗不良,是一种皮肤表浅部位,特别是掌跖部位的角质剥脱性皮肤病。皮损初起为针头大白点,由表皮角层松解而成,逐渐扩大脱屑,局部无丘疹、水疱,也无瘙痒症状,左右手对称,多发于青少年,患者常有一定的季节性复发倾向。

(3)汗疱疹:水疱型手癣常需与汗疱疹区别,后者典型损害为位于表皮深处的米粒大小水疱,略高出皮面,无炎症反应,常对称分布于手掌、手指侧面及指端,少见于手背和足部,具有每年定期反复发作的特点。疱液真菌检查阴性。

2.足癣

应与下列皮肤病鉴别。

(1)掌跖脓疱病:损害开始于掌部和跖部,或掌跖同时患病,在手部以掌中或鱼际部为重,在足部则以足跟和足弓为多。在红斑基础上发生小而深的脓疱,或先为水疱而后为脓疱。反复发作,时轻时重,除瘙痒外还有较明显的痛感,无全身症状,皮损真菌检查为阴性。

(2)掌跖角化病:多自幼年发病;手掌、足底有对称性的角化和皲裂,无水疱等炎症反应。真菌镜检阴性。

(3)湿疹:局限于足部的湿疹有时与足癣很相似,但湿疹常对称发生,急性发作时渗液较多,慢性期边界不清楚。真菌检查具有鉴别诊断价值。

四、中医论治

(一)论治原则

手足癣以外治法为主,若皮损广泛,自觉症状较重,或抓破染毒者,则以内治法、外治法相结合为佳。中医对皮肤黏膜真菌病的辨证,以湿热毒蕴为主,故以清热化湿解毒为原则。

(二)分证论治

1.风湿毒聚证

主要证候:此证以鹅掌风、脚湿气多见,症见皮损泛发,蔓延浸淫,手如鹅掌,皮肤粗糙,或皮下水疱;或趾丫糜烂、浸渍剧痒;舌质淡或红,苔薄白,脉濡。

治法:祛风除湿,杀虫止痒。

方药:消风散(当归、生地、防风、蝉蜕、知母、苦参、胡麻仁、荆芥、苍术、牛蒡子、石膏、甘草、木通)加地肤子、白鲜皮、威灵仙;或苦参汤(苦参、蛇床子、白芷、金银花、野菊花、黄柏、地肤子、菖蒲)加白鲜皮、威灵仙。

2.湿热下注证

主要证候:脚湿气抓破染毒,症见足丫糜烂,渗流臭水或化脓,肿连足背,或见红丝上窜,胯下淋巴结肿痛;甚或形寒高热;舌质红,苔黄腻,脉滑数。

治法:清热化湿,解毒消肿。

方药:湿重于热,用萆薢渗湿汤(萆薢、薏苡仁、茯苓、黄柏、丹皮、泽泻、滑石、通草);湿热兼瘀,用五神汤(茯苓、车前子、金银花、牛膝、紫花地丁)加丹皮、赤芍;湿热并重,用龙胆泻肝汤(龙胆草、栀子、黄芩、木通、泽泻、车前子、柴胡、甘草、当归、生地)加减。

(三)特色治疗

1.矾倍醋浸液

白矾、五倍子、地肤子、蛇床子、苦参各 30g,大枫子、椒目、黄柏各 25g,煎水 1000mL,加食醋 10mL,浸泡患处,每天 1 次,每次 30min。

2.鹅掌风浸泡剂

黄柏粉 50g,丁香松 20g,樟脑粉 5g,水杨酸粉 30g,食用醋 500mL,浸泡患手 60min,每天 1 次。

3.愈癣洗剂

大蒜茎 200g,枯矾、桃仁各 20g,川椒、苦参、青木香各 30g,将以上药物纱布包好,放入盆内,加水适量煮沸,凉温后取出药渣,浸泡患处,每次 30min,7d 为 1 疗程。

4.四子洗剂

大枫子、川楝子、蛇床子、地肤子、苦参、黄柏、土槿皮、白矾各 30g,加水适量,煎水后滤渣,微温浸泡患足 30min,每天 2 次。

5.蛇床乌梅煎

蛇床子 100g,乌梅、苦参、苦楝皮各 30g,苍术、黄柏、川椒各 20g,白及粉、枯矾各 15g,加水适量,文火煎 50min。先用淡盐水清洗患处 10min,将药液倒入盆中,待水温合适后患处浸入其中,洗 30～60min,每天 2 次。

6.杀癣方

土槿皮 30g,蛇床子 30g,透骨草 30g,徐长卿 30g,黄芩 30g,土茯苓 25g,苦参 25g,枯矾 20g。上药水煎煮后,取滤液趁热浸泡患处,每日 1 剂,分 2 次用,每次 30min 左右,6 剂为 1 疗程。注意尽量不要浸泡手、足背面。

7.复方香连外洗液

丁香 12g,藿香 30g,黄连 15g,大黄 30g,龙胆草 20g,治手、足癣时,可用来浸泡患处,每天 1 次,每次 30min,连用 3～4 周为 1 个疗程。

8.复方二矾散

白矾 30g,皂矾 30g,孩儿茶 15g,侧柏叶 15g,黄精 30g,丁香 10g,土槿皮 30g。功效:杀虫燥湿、祛风止痒。主治:手足癣。

此外,实验室研究发现,抗真菌效果较好的中药主要有土槿皮、肉桂、木香、丁香、黄连、黄精、大蒜、川椒、藿香、大黄、苍术、姜黄、艾叶、香薷、茵陈、石榴皮、苦参、黄柏、蛇床子、陈皮、五倍子、地肤子、吴茱萸、大枫子、皂角刺、明矾、射干、虎杖等。

五、西医治疗

1.治疗目标

目标是清除病原菌,快速解除症状,防止复发。

2.常用方法

(1)局部治疗:有效的治疗药物包括唑类、丙烯胺类。唑类的代表药物有咪康唑、益康唑、克霉唑、酮康唑和联苯苄唑等,疗程一般至少 4 周。丙烯胺类主要包括特比萘芬、布替萘芬和萘替芬等,疗程一般要 2 周。连续用药 4 周以上。

(2)系统药物治疗:目前常用的系统抗真菌药为伊曲康唑和特比萘芬。伊曲康唑的用法为每次 100～200mg,2 次/天,连用 7～14d。特比萘芬的用法为每天 250mg,连续 7～14d。口服药治疗具有疗程较外用短、依从性较高、复发率低、不会造成病灶遗漏等优点,但费用较高,起效相对较慢。适用于顽固、泛发、外用治疗依从性差或疗效欠佳,或皮损为角化增厚型、受累面积较大,以及浸渍糜烂型,或合并有其他不利于足癣治愈的系统疾患(如免疫功能缺陷)的患者。

六、预防调护

(1)注意个人卫生,勿与他人共用洗脚盆、浴巾、鞋袜等,以避免传染,家庭中其他成员患手足癣也要同时治疗。外出住宿使用卧具、衣物鞋袜等均应防止被传染。

(2)穿透气性好的鞋,并保持鞋袜的清洁干燥,鞋子可使用短波紫外线等清除细菌和致病真菌,减少复发。

(3)对患者早发现,早治疗。对患癣病的动物要及时处理,消灭传染源。

七、疗效判定标准

参考国家中医药管理局《中医病症诊断疗效标准》。

(1)痊愈:症状及体征消失,皮肤恢复正常。

(2)好转:症状明显减轻,鳞屑斑减少50%以上,复查真菌仍有阳性。

(3)未愈:症状及体征无改变。

第四节　甲真菌病

甲真菌病是指由皮肤癣菌、酵母菌和非皮肤癣菌性霉菌(简称其他霉菌)侵犯甲板和(或)甲床所致的病变。其中由皮肤癣菌引起的甲真菌病又称为甲癣,多发生于手足癣之后,亦同时出现,俗称"灰指甲"。是皮肤科的常见病,国外文献报道自然人群的患病率为2%～18%,70岁以上的老人约占50%。本病与中医学文献记载的"油灰指甲"相类似。《外科证治全书》记载:"油灰指甲,用白凤仙花捣涂指甲上,日日易之,待至凤仙过时,灰甲即好。"

一、病因病机

本病由于生活、起居不慎,外感湿、热、虫、毒,或相互接触,诸邪相合,郁于腠理,淫于皮肤日久蔓延,以致血不荣爪而成。

二、辨病

1.症状、体征、分型

甲真菌病患者的甲板可以表现为浑浊、增厚、分离、变色、萎缩、脱落、翘起、表面凹凸不平、钩甲以及甲沟炎等。目前按照临床表现可分为6种主要类型。

(1)浅表白斑型甲真菌病:真菌从甲板表面直接侵入,位于甲板表浅层。甲板出现白色不透明、边缘清楚的斑或横沟,质地较松脆易碎,逐步扩大或融合,日久可变成黄白色。

(2)远端侧位甲下型甲真菌病:此型最常见。真菌先感染甲周远端和侧缘的皮肤角质层,后延至甲床。开始时甲板形态正常,以后因炎症范围扩大而使甲下角质增生,甲板游离缘上抬,甲板和甲床分离。随着病程进展,真菌最终侵入甲板,甲板变污浊,色泽和硬度发生变化,脆性增加,极易破损或呈虫蛀状。

(3)近端甲下型甲真菌病:真菌由近端甲小皮角质层入侵。表现为白斑,开始仅局限于甲半月部,可随甲板生长逐渐外移也可自行逐渐扩大,甲板可增厚,多数不增厚,常伴发甲沟炎。病情进展随个体差异而快慢不等。

(4)甲板内型甲真菌病:损害仅局限在甲板,不侵犯甲下,甲板呈白色或灰白色,无明显增厚或萎缩,无明显炎症。

(5)全甲毁损型甲真菌病:上述各类型如果继续加重,累及全甲,可表现为全甲板受到侵蚀、破坏、脱落,甲床异常增厚。

(6)念珠菌性甲床炎和甲沟炎:近端和侧位甲皱襞的慢性炎症,常伴有甲沟炎,可有甲分离,也可有甲增厚,但不多见。甲皱襞的炎症呈轻度黯红色慢性肿胀,一般无化脓。

2.辅助检查

甲真菌病的实验室检查主要包括真菌镜检、真菌培养、组织病理学及分子生物学检测(聚合酶链反应技术)。在不具备真菌学检查条件或真菌检查结果疑为假阴性时,临床可依据甲病临床表现进行初步判断。

三、类病鉴别

最常与甲真菌病混淆的是银屑病、扁平苔藓、斑秃甲损伤等引起的甲改变。

(1)银屑病引起的指甲上的不规则点状凹陷("顶针状"改变),甲有时可出现纵嵴、横沟、浑浊、肥厚、甲床剥离或甲板畸形等。可资鉴别。

(2)扁平苔藓引起的特征性的甲纵形碎裂、残缺、萎缩及翼状胬肉样改变可资鉴别。

(3)斑秃甲损伤可表现为甲板粗糙浑浊无光泽、甲水滴状下凹、甲纵嵴和不规则增厚、甲变脆易碎,甲板与甲床分离等,但通过其典型秃发表现不难鉴别。

四、中医论治

(一)论治原则
清热燥湿止痒。

(二)分证论治

1.内治法

一般不需内治,如合并化脓性感染者,宜清热利湿解毒,萆薢渗湿汤加减(萆薢、薏苡仁、黄柏、赤茯苓、丹皮、泽泻、滑石、通草)。

2.外治法

每日以小刀刮除病甲变脆部分,然后用棉花蘸2号癣药水或30%冰醋酸浸涂。或采用拔甲疗法。

(三)特色治疗

专方专药

(1)自拟中药癣洗方:蒲公英20g,紫花地丁20g,苦参20g,连翘20g,赤芍20g,大黄20g,丁香20g。将中药用布包,放入煎药容器内,加水浸30min后,文火煎煮20min,将药取出另置。待药温适宜泡洗患处,浸洗20min左右,然后修剪已坏死的病甲,以不出血为宜。外涂达克宁软膏。中药包可反复煎煮4次,每日使用2次。

(2)单味药验方:以黄精、生大蒜(去皮)各等份,捣烂如泥,再加食醋适量调匀如膏状,每晚封包,次晨清水洗净,1个月为1个疗程,一般1~2个疗程可治愈。

(3)复方验方:以山西陈醋,加苦参、花椒煮沸,浓缩放置1周后过滤去渣,搽药前用热水将病甲泡软并削刮,再用药醋浸润5~10min,每晚1次,一般5~7次见效。

五、西医治疗

1.治疗原则

以抗菌对症,清除病灶防止复发为原则。

2.常用方法

(1)局部治疗:对表浅、轻型、单发的甲真菌病,先用小刀尽量刮去病甲,再外搽抗真菌药,如30%冰醋酸,8%环吡司胺或5%阿莫罗芬甲涂剂,1~2次/天,坚持3个月以上。

(2)系统治疗:对严重的甲真菌病可内服抗真菌药物,如伊曲康唑胶囊或特比萘芬片。注意肝功能异常者应慎用或禁用。

(3)其他非药物治疗:如激光、光动力、离子导入治疗等。

六、预防调护

(1)提高个人卫生习惯,增加自我保健意识。减少与手足癣、体股癣、甲癣和头癣患者的直接接触。外出住宿时,注意共用拖鞋、浴巾、寝具等物品的间接传播。

(2)加强公共环境如浴场、游泳池的消毒,抑制真菌的生长。

（3）对于免疫抑制的患者，预防策略主要是去除促发因素，积极治疗基础疾病。

（4）平时穿鞋不要过紧，保持清洁、干燥，以通风透气为宜。避免甲外伤。

七、疗效判定标准

甲真菌病的疗效判断指标包括临床体征及真菌学检查。前者为新甲长出，后者为治疗结束时根据直接镜检或真菌培养结果提示真菌已清除。精确判断甲真菌病临床治愈的方法是通过计算靶甲受累甲面（治疗指数）来进行评估。具体方法为选择一受损最重的甲为靶甲（第五足趾甲除外），测量受累甲及甲床的纵径与横径，并计算出受累甲面积，每次随访患者时，均记录靶甲受累面积（S）。治疗指数＝（S 治疗前－S 治疗后）/S 治疗前×100％，病甲完全消退为痊愈；病甲明显好转，治疗指数≥60％为显效；病甲有好转，治疗指数 20％～60％为好转；病甲无明显改善或加重，治疗指数＜20％为无效。以痊愈加显效计总有效率。患者治疗后真菌镜检和培养结果均提示阴性，达到真菌学治愈标准。但临床上病甲体征未完全恢复正常，此时可能的原因如下：真菌的成功清除并不表明病甲恢复正常，因病甲组织在真菌感染之前可能存在外伤或非真菌感染所致甲病变，治疗需达到真菌学治愈和临床有效才可认为是甲真菌病治愈，较常发生于酵母菌或霉菌（分别为继发性病原菌和腐生菌）感染者中。甲真菌病需接受长期治疗，至长出新脚趾甲的时间约为12 个月，长出新手指甲约为 6 个月。真菌清除，并完成上述推荐疗程，病甲 60％以上可消退，即可认为治疗成功，可终止治疗，需进行随访。系统性治疗甲真菌病 2个月，拇指（趾）可见甲根部新甲长出，1 个月可见 2～4 指（趾）甲甲根部新甲，在该时间段内见甲根部有新甲长出，提示治疗有效，可进一步完成全部疗程的治疗。

第五节 体癣

体癣是发生于头皮、毛发、手足及指（趾）甲以外部位的皮肤真菌病。本病在全球均有较高的发病率，在发达国家，如美国、日本等，每年有 10％～20％的人发生浅部真菌感染；而在一些发展中国家发病率更高，如印度，体癣发生率高达 36％～59％。本病应属于中医学的"圆癣""金钱癣"等范畴。

一、病因病机

本病由于生活、起居不慎，外感湿、热、虫、毒，或相互接触传染，诸邪相合，郁于腠理,淫于皮肤所致。

二、辨病

1.症状、体征

本病初发为针头至绿豆大丘疹、水疱或丘疱疹,从中心向外发展,中心炎症减轻,边缘由散在的丘疹、水疱、丘疱疹、鳞屑连接成环状隆起,中心部可再次出现多层同心圆样损害。瘙痒明显,搔抓后局部呈湿疹样改变。一般夏秋季初发或症状加重,冬季减轻或静止,留下色素沉着。滥用皮质激素制剂可使皮损表现为边界不清楚的红斑,容易误诊。

2.辅助检查

(1)真菌直接镜检阳性。

(2)皮肤三维 CT 检查:主要是基于皮肤组织内不同物质折光率差异进行成像,真菌菌丝具有较强折光性,在皮肤三维 CT 中具有特征性的影像学表现。

三、类病鉴别

依据典型皮损、瘙痒明显、鳞屑,真菌镜检和培养阳性即可确诊,应与银屑病、玫瑰糠疹、神经性皮炎、湿疹、疥疮等鉴别。

1.湿疹

可发生于体表任何部位,急性期可见多数密集的粟粒大小丘疹、丘疱疹或小水疱,瘙痒明显。慢性期局部皮肤肥厚、苔藓化,也可见到色素沉着及脱屑,外围也可有新生丘疹及水疱。常对称分布,皮疹以红斑、丘疹、水疱、渗出、结痂多形态并存为特点,且急性期病变以中心为重,边界不清。局部真菌检查为阴性。

2.银屑病

部分皮损也可呈环状或多环状,尤其是中央好转时与体癣形态很像。但皮损数目较多,以头皮及四肢伸侧为主,多在夏季减轻或消失,冬季复发或加重,这与体癣正相反。而且,皮损表面有多层银白色鳞屑,刮去鳞屑可见一半透明薄膜,并可见点状渗血的特征性改变。局部真菌检查为阴性。

3.神经性皮炎

常为一片损害,也可累及多个部位,边界清楚,瘙痒明显。皮损以扁平丘疹为主,多形成苔藓化,好发于颈后、肘、膝等摩擦部位,与季节变化无明显关系。真菌检查阴性。

四、中医论治

(一)论治原则

杀虫利湿止痒。

(二)分证论治

主要证候:颈部、躯干、四肢散在大小不等的圆形、椭圆形红斑,边界清楚,中心炎症较轻,边界由丘疹、水疱、丘疱疹及鳞屑连接成环状隆起;伴有大量抓痕及血痂;舌质红,苔黄腻,脉细弱。

治法:杀虫利湿止痒。

方药:花椒 15g,黄精 15g,黄柏 15g,土槿皮 20g,儿茶 20g,地肤子 20g,苦参20g,皂矾 20g,侧柏叶 20g,枯矾 20g,冰片 10g。浓煎,取 1000mL 药液外洗患处,每日 2 次。也可选用 1 号癣药水(主要药物:蛇床子、百部、土槿皮、苦参、明矾等),复方土槿皮酊(主要成分有土槿皮、苯甲酸、水杨酸等)等外搽。皮肤薄嫩部位不宜选用刺激性过强的外用药物,可用外搽剂:百部 50g,蛇床子 50g,石菖蒲 50g,花椒目 50g,冰片 10g,白矾 50g,水煎去渣取浓汁 500g 装入瓶内存储,每晚沐浴后取汁涂搽患处,待干后穿衣。7d 为 1 疗程,共治 1～4 个疗程。

一般不需内治,如合并化脓性感染者,宜清热利湿解毒,用萆薢渗湿汤加减(萆薢 15g,薏苡仁、土茯苓、滑石各 30g,牡丹皮、泽泻、通草、黄柏各 12g)。或内服:胡麻仁 20g,苦参 15g,蒺藜子 20g,地肤子 20g,威灵仙 20g,野蜂房 15g,丹皮 20g,生地黄 20g,赤小豆 20g,土茯苓 30g,蝉蜕 10g,僵蚕 20g,防风 15g,夏枯草 25g,黄芩20g,红藤 30g。(此为成人用量,儿童酌减)水煎服,2 日 1 剂,每日 3 次。

(三)特色治疗

酊剂:将新鲜白花丹叶洗净,刮除鳞屑,用叶蘸酒精均匀用力搽患处,范围要超过病灶 2cm,以感到患处有烧灼感即可。较顽固、多年未愈的癣,还可将叶捣烂加酒精少许后外敷患处 15min 左右,若有灼痛感立即除掉,每天 2 次,连用 4d,停 3d为 1 个疗程。1～3 个疗程即可。

五、西医治疗

1.治疗原则

以抗菌抗炎止痒,对症处理,防止复发为原则。

2.常用方法

(1)局部治疗:外用抗真菌药,如水杨酸苯甲酸酊、复方间苯二酚搽剂、1％～

2％咪唑类或丙烯胺类霜剂或溶液等,1～2 次/天,疗程 2 周以上。

（2）系统治疗:面积较大者,可配合内服伊曲康唑、特比萘芬、氟康唑等。

六、预防调护

（1）避免接触猫、狗等动物,患畜也应积极治疗。

（2）对慢性泛发性成人体癣,应进行全身系统检查,以排除免疫和内分泌系统疾患。

（3）避免间接接触患者用过的毛巾、浴盆等。

（4）夏季衣物应宽松,勤洗澡及换衣物。

七、疗效判定标准

（1）痊愈:皮疹完全消退,可留色素沉着,无瘙痒感,真菌直接镜检或培养阴性。

（2）显效:皮疹消退 70％以上,瘙痒感明显减轻,真菌直接镜检或培养阴性。

（3）有效:皮疹消退 20％～70％,瘙痒感有所减轻,真菌直接镜检可阳性,但培养阴性。

（4）无效:皮疹未见消退或加重,瘙痒感无明显改善或加重,真菌镜检或培养阳性。

第五章 血管性皮肤病

第一节 过敏性紫癜

过敏性紫癜是主要侵犯皮肤或其他器官毛细血管和细小血管的一种过敏性血管炎。本病是小血管炎的一种变型。特点为非血小板减少性紫癜,可同时伴有腹痛、关节肿痛及肾脏病变。

一、病因及发病机制

本病病因不明,多有上呼吸道感染等症状。但近来研究认为可能与食物、药物、病毒感染等致敏有关。

本病发病机制是由于免疫复合物沉积或由于 IgE 中介损伤血管。也有报道本病患者血清中 IgA 升高,免疫荧光检查在受累或未受累的皮肤活检标本中,可见 IgA 沉积。在肾脏受累的患者中可见 IgG 免疫复合物的增加。

二、临床表现

好发于儿童和青少年。多数患者起病前有上呼吸道感染、咽痛与全身不适等症状,或者有服用药物、特殊食物等病史。皮肤损害表现为瘀点、瘀斑,可以相互融合,皮疹在 5～7d 颜色变淡、逐渐消退,但可以反复发生。个别患者(主要是儿童)的皮疹亦可以出现紫癜、水疱、坏死或风团等损害。皮损部位见于下肢和足踝部的伸侧,个别人可以发展到全身,累及黏膜。

根据病情严重程度可分为单纯型、关节型和腹型。

1.单纯型紫癜

皮损仅累及皮肤和黏膜,皮损较轻,3 岁以上幼童可有头皮、手足及眼眶周围组织水肿。

2.关节型紫癜

部分患者同时伴有发热、头痛、关节痛等症状,或者出现肘、膝等关节肿痛。少数患者关节腔有积液。

3.腹型紫癜

患者同时出现程度不等的腹痛、腹泻、呕吐等症状,可以出现便血等消化道出血症状。严重腹痛可能被误诊为急腹症。

4.肾型紫癜

少数患者出现血尿、蛋白尿或管型尿,个别病情严重者可发展成肾衰竭。临床上可以有混合性表现出现,非单纯型患者除瘀点、瘀斑外还可有风团、丘疹、血疱等多形性皮损,病程为 4～6 周,甚或数月至一两年,常反复发作;预后除有严重并发症者外,一般良好。

三、组织病理

真皮浅层毛细血管和细小血管出现白细胞碎裂血管炎变化,随病损严重程度、取材时间等不同病理变化较大。基本病变为小血管弥漫性血管炎,表现为真皮浅层毛细血管和细小血管的内皮细胞肿胀,管腔闭塞,管壁有纤维蛋白渗出、沉积、变性、坏死,血管及周围组织有中性粒细胞浸润、核破碎(核尘)、少数嗜酸性粒细胞及单核细胞浸润及数量不等的红细胞外渗。电镜显示毛细血管后静脉受累,初期可有内皮细胞肿胀,细胞间无间隙,可有中性粒细胞存在于血管间质中,重者可见聚集于管腔内的血小板,并在内皮细胞间穿过。

直接免疫荧光:血管壁 IgA、C_3 或纤维素沉积。

四、诊断

诊断主要根据如下:

(1)皮损为瘀点、出血性斑丘疹或呈多形性。

(2)青少年多见,小腿伸侧好发,对称分布,反复发作。

(3)血液学检查正常。合并关节表现者应考虑关节型,腹部绞痛者应考虑腹型,尿检查异常伴肾脏疾病表现应考虑肾型紫癜。

五、鉴别诊断

1.血小板减少性紫癜

紫癜皮损为大片皮下瘀斑,血小板计数明显减少。可检测到抗血小板自身抗体。

2.变应性皮肤血管炎

同时存在风团、紫癜、水疱与血疱、结节、坏死、溃疡是其特征。

六、中医辨证施治

（一）病因病机

患者禀性过敏,外感风寒、风热之邪,内有脏腑积热之毒,热毒盛则脉络受损,血不循经,流溢脉外皮下而成。湿热毒重,则流注关节,内攻脏腑,病久脾气衰弱,营血耗伤,气血两亏,累及于肾。

（二）辨证论治

1.血热型

大片紫癜突然发生,疹色鲜红,后渐变紫,消退较快,伴有瘙痒、发热、鼻衄,舌红绛,脉数。

治法:凉血清热。

方药:凉血活血汤。

羚羊角粉 0.6g,生地 30g,赤芍 10g,丹皮 10g,紫草根 20g,地榆 10g,元参 10g,茅根 30g,丹参 15g,双花 10g,连翘 10g,大青叶 15g,阿胶珠 10g,升麻 4g,荆芥10g,槐花 10g。

加减:病初伴咽痛加山豆根 6g,马勃 10g,桔梗 10g,党参 15g;关节疼痛加防己10g,豨莶草 10g;胃肠出血加元胡 10g,川楝子 10g;尿血加茅根 30g,赤小豆 30g,石韦 30g,车前草 30g,藕节炭 10g,蒲黄炭 10g。

2.脾胃湿热型

本型皮肤散在出现瘀点、瘀斑,甚至血疱,常伴有恶心、呕吐、腹通、便血,舌质红,苔黄腻,脉濡数。

治法:清热利湿,凉血止血。

方药:清脾除湿饮。

薏仁 15g,茵陈 12g,栀子 10g,茯苓 9g,苍术 9g,白术 9g,紫草 9g,地榆炭 9g,厚朴 6g,木香 6g,甘草 10g。

3.脾虚型(气虚不摄)

本型发展缓慢,病程长,瘀点或瘀斑色黯淡且稀疏。经常反复发作,伴有面色苍白,头晕目眩,食欲不振,气短乏力,舌淡红有齿痕,苔白,脉细弱。

治法:益气摄血,活血退斑。

方药:归脾汤。

龙眼肉 10g,生芪 15g,白术 10g,党参 15g,茯苓 15g,当归 10g,蒲黄炭 10g,地榆炭 10g,阿胶珠 10g,枳壳 10g,木香 10g,白芍 10g。

七、西医治疗

（1）支持治疗：查找和去除病因，如抗感染、调节饮食，避免过度劳累等。必要时服用抗组胺药、维生素 C、卡巴克络、芦丁等。皮质类固醇可抑制发热及关节炎。关节型紫癜可试用非甾体抗炎药（如阿司匹林、吲哚美辛等）及氨苯砜等；若有肾脏病变，需加用泼尼松 30～60mg/d。测 24h 尿蛋白定量、肌酐等。必要时行肾活检明确肾脏病变类型。发生肾型、腹型紫癜的病例可以使用激素联合雷公藤总苷、环磷酰胺等免疫抑制药。

（2）大便有潜血，腹部症状明显时，口服云南白药或 1g 酚磺乙胺加入 5％葡萄糖氯化钠注射液静脉滴注；同时加用 H_2 抗组胺药，如西咪替丁、雷尼替丁。必要时行胃镜检查，以明确胃部出血情况。若病变严重，早期需禁食或给予流食。

（3）皮肤紫癜可外用炉甘石洗剂等。

第二节　结节性红斑

结节性红斑为发生于双小腿伸侧的红色皮下结节，可自行消退，也可为其他疾病的一种伴发症状。本病多见于 20～30 岁，女性发病为男性的 3 倍，但女童少见，年龄分布依发病原因而不同，好发于春秋季节。

一、病因和发病机制

本病可能与免疫机制有关，常见的诱因有链球菌感染、结节病、药物。伴有结核病和球孢子菌病的患者，出现本病时皮试阳性，性病性淋巴肉芽肿患者可由弗氏抗原试验诱发本病。

（一）感染

溶血性链球菌所致上呼吸道感染 3 周后可出现本病，抗链球菌溶血素 O（ASO）增高，链球菌抗原皮试可阳性。链球菌感染往往是复发性结节性红斑的病因，特别是儿童。结核病可能为结节性红斑病因之一，患者 PPD 试验可阳性，在芽生菌病、球孢子菌病及组织胞浆菌病流行地区，此类感染可伴有结节性红斑，在原麻风病流行地区，也要警惕麻风病伴有结节性红斑。结节病常伴有结节性红斑、肺门淋巴肿大。

（二）药物

药物可以通过免疫机制诱发本病，常见的药物有磺胺类、溴剂、口服避孕药、水杨酸盐类药物、氨基比林等。

（三）其他

溃疡性结肠炎常伴有结节性红斑，白塞病、红斑狼疮、恶性肿瘤（特别是放疗后）可伴发结节性红斑。瘤型麻风反应伴发的结节性红斑可能为免疫复合物血管炎所致。其他细菌、真菌感染及肿瘤等原因所致的发病机制不明。

二、临床表现

发病前常有发热，少数可达 38～39℃，全身不适，伴有肌痛，但多轻微。

皮损发生于小腿，为对称性、疼痛性结节，直径 1～3cm，2～4 个或者以上，逐渐增多，一般 5～10 个新旧结节同时存在。结节略高于皮面，皮面紧张。周围水肿，表面温度稍高，自觉疼痛或压痛。皮损颜色鲜红，后变为紫红色，最后变为黄色。结节持续几天或几周，慢慢消退，多不发生溃疡，无萎缩性瘢痕，但可反复发作。多见于小腿伸侧，也可发生于双小腿外侧，甚至大腿、双上肢、面、颈部。部分患者有巩膜损害及肺门淋巴结肿大，本病常在春季发作，也有常年反复发作者。

三、实验室检查

可有白细胞增多，常见红细胞沉降率增快，ASO 增高，咽拭子培养溶血性链球菌生长，结核菌素或真菌抗原皮试阳性。

组织病理典型表现为皮下脂肪间隔性脂膜炎。早期脂肪间隔有中性粒细胞浸润，伴有血管管壁肿胀与间质水肿，可有红细胞外溢。小静脉周围可见组织细胞、淋巴细胞为主的浸润，可伴有巨细胞，晚期间隔纤维化，脂肪间隔增宽，脂肪小叶周边可轻度受累。

四、诊断与鉴别诊断

根据好发于双小腿胫前，多发性鲜红色结节，有压痛、无破损，3～6 周消退，发病前有感染或服药史或伴发其他疾病，组织病理为间隔性脂膜炎即可诊断。

本病应与硬结性红斑、结节性血管炎、白塞病等病鉴别。

1. 硬结性红斑

发生于小腿后下，位于皮下，较深在，黯紫红色，数目少，2～3 个，范围大，病程长，目前多认为本病分为两型：一种为血源性，即常见的硬红斑；另一种为 Whitfield 硬红斑，为血管炎性。

2.结节性血管炎

好发于 30～50 岁妇女,皮下结节或浸润斑块,多发生于小腿,也可发生于大腿、上肢,常有几个至几十个,伴有条块状物。病理为变应性血管炎。

3.白塞病

口腔、外阴部复发性溃疡,常合并眼部病变如虹膜炎、视网膜血管炎,可致盲,皮肤表现有结节性红斑、痤疮、毛囊炎。

4.皮下脂膜炎样 T 淋巴瘤

组织病理示皮下脂肪组织内细胞浸润,包括大小淋巴样细胞浸润,部分细胞增大,形态不规则,染色质致密。

五、治疗

结节性红斑的发生与季节有关,北京地区早春及晚秋较多。本病往往与体内存在慢性病灶及风湿有关,患者可伴有咽炎及扁桃体炎,关节痛,红细胞沉降率快,甚至 ASO 阳性等。因此在治疗时应寻找病因,医治慢性病灶。

(一)全身治疗

(1)抗生素:有明显感染者应用青霉素、头孢菌素或罗红霉素等。

(2)对症治疗:轻症者口服非甾体抗炎药,如吲哚美辛,25mg,每日 2～3 次,或肠溶阿司匹林,0.3g,每日 3 次。

(3)病情严重或反复发作者,可根据病情,选择皮质类固醇,如泼尼松 15～30mg/d,或雷公藤多苷片,每日 3 次,每次 20mg。

(4)注意休息,减少站立或行走。

(5)可结合使用中药,有一定效果。

(二)中医辨证施治

中医的湿毒流注、瓜藤缠与结节性红斑相似,《医宗金鉴·外科心法要诀》中关于湿毒流注、瓜藤缠的记载:此症"生于胫腿,流行不定,或发一二处,疮顶形似牛眼,根脚漫肿,若缠胫而发即为瓜藤缠,结节数枚,日久肿痛"。

1.病因病机

中医认为,本病的关键在于瘀血阻络,瘀血之源为素有蕴湿,郁久化热,湿热下注,凝滞血脉,经络阻隔,或因脾虚湿盛,阳气不足,以致风湿邪乘虚而入,流注经络,致使气血运行不畅而成。

2.中医辨证

(1)湿热证:起病较急,皮损红肿灼热,有头痛、咽痛、纳差、低热、关节痛、口渴、大便干、小便黄。舌质微红,苔白或腻,脉滑微数。

　　辨证:湿热内蕴,气滞血瘀。

　　治法:清热利湿,活血通络。

　　方药:凉血活血汤加减。

　　紫草根 10g,茜草根 10g,白茅根 15g,忍冬藤 30g,黄柏 10g,防己 10g,鸡血藤 15g,赤芍 15g,红花 6g,木瓜 12g,伸筋草 15g。

　　(2)寒湿证:结节反复发作,色深红,关节疼痛,遇寒加重,舌质淡,苔薄白或腻,脉沉迟或缓。

　　辨证:脾虚湿热,兼感风寒。

　　治法:健脾燥湿,疏风散寒。

　　方药:炒苍白术各 10g,茯苓 10g,炒薏米 15g,桂枝 6g,秦艽 15g,独活 10g,鸡血藤 15g,当归 10g,木瓜 10g。

　　(3)气滞血瘀证:本型皮损紫黯或黯红,隐隐作痛,常伴胸闷,善叹息,月经不调,舌淡苔薄,脉弦细。

　　辨证:气滞血瘀。

　　治法:理气活血。

　　方药:活血祛瘀汤。

　　当归 10g,赤芍 10g,桃红 10g,红花 10g,牛膝 10g,丹参 10g,泽兰 10g,茜草 10g,青皮 10g,香附 10g,鸡血藤 12g,海风藤 12g。

　　加减:热重加生地 10g,丹皮 10g,清热凉血;毒热重加三棱 10g,莪术 10g,清热解毒。

第六章　结缔组织病

第一节　红斑狼疮

结缔组织病包括一组临床表现、组织病理学和免疫学有共性的疾病,曾称为胶原病,现均概括于风湿病的范畴中。结缔组织病是以结缔组织黏液样水肿、纤维蛋白样变性和血管炎为基本病理改变的一组疾病。由于结缔组织广泛分布于全身各系统,如皮肤、关节、心脏、肺、肝和肾脏,因此结缔组织病均为多系统受累疾病。在结缔组织病内,不但是结缔组织受累,而且被强调有免疫学异常,因此这种情况也被称为"自身免疫疾病"或免疫性疾病。

红斑狼疮是一种典型的自身免疫性结缔组织病,多见于15~40岁女性。红斑狼疮分为盘状红斑狼疮(DLE)、系统性红斑狼疮(SLE)等。

一、盘状红斑狼疮(DLE)

盘状红斑狼疮是以面部为主的持久性红斑,角化明显,呈慢性经过,愈后萎缩或色素脱失,日晒后皮损加重。

皮损超出头面部时称为播散性DLE,个别可转变为SLE。患者应注意避免日晒,口服氯喹有效。

盘状红斑狼疮主要累及皮肤,一般无系统受累,好发于20~40岁,男、女之比为1:3。慢性病程,预后良好。

1.临床表现

皮损好发于头面部,基本损害为边界清楚的紫红色丘疹或斑块,表面有黏着性鳞屑,鳞屑下方有角栓,陈旧皮损中心有萎缩,毛细血管扩张和色素减退。

一般无明显自觉症状,日晒后可使皮损加重,黏膜病变以下唇多见,表现为红斑、糜烂和溃疡,皮损超出头面部范围时称为播散性DLE,头部皮损可导致永久性秃发,经久不愈的皮损可继发癌变。一般全身症状不明显,少数患者可有乏力、低热或关节痛等。少于5%的患者可转变为SLE。

2.实验室检查

少数患者抗核抗体(ANA)阳性,滴度较低。少数播散性 DLE 患者有时可有白细胞减少,红细胞沉降率稍快,球蛋白增高等。

3.组织病理

有特征性改变,表现为角化过度,毛囊角栓,表皮萎缩,基底细胞液化,基底膜增厚,真皮血管和附属器周围有灶性淋巴细胞浸润。胶原间可有黏蛋白沉积。

4.免疫病理

直接免疫荧光检查即狼疮带试验(LBT),皮损区表皮和真皮交界处可见 IgG 和 C_3 沉积,以 IgM 沉积为主,呈颗粒状荧光带,阳性率为 $70\%\sim90\%$,正常皮肤狼疮带阴性。

5.诊断和鉴别诊断

根据皮损的特征易于诊断,须依血、尿常规检查和免疫学检查以排除是否有系统受累。本病还须与扁平苔藓、脂溢性皮炎、多形性日光疹等进行鉴别。

6.治疗

避免日晒,外出时宜外用防晒剂。局部可外用皮质类固醇霜,对顽固而局限的皮损可用类固醇激素皮损内注射。皮损较广泛或伴有全身症状者须采用全身治疗,可选用以下药物。

(1)抗疟药:羟氯喹 100mg,每日 2 次。其主要不良反应是视网膜病变,服药期间应定期(3～6 个月)查眼底。停药后视觉的改变似不再发展。

(2)沙利度胺(反应停):每日 100mg,对不能耐受抗疟药治疗的 SLE 及 DLE 十分有效。但应注意其致畸作用,其他不良反应有嗜睡、便秘及感觉障碍。

(3)皮质类固醇:对皮损广泛、伴有低热和关节痛等全身症状者或单纯氯喹疗效不理想时可配合中小剂量泼尼松(每日 15～20mg)治疗,待病情好转后再缓慢减量。

二、系统性红斑狼疮(SLE)

系统性红斑狼疮女性多见,多系统、多器官受累,表现多样化,以蝶状红斑、盘状红斑、关节痛、肾炎最常见。严重狼疮性肾炎和狼疮脑病为常见死亡原因。系统性红斑狼疮常有日光加重病情的历史。

患者血清中有多种自身抗体,为重要的诊断依据,治疗主要为皮质类固醇和免疫抑制剂,可以配合中药。

系统性红斑狼疮是多系统受累的疾病,可累及全身各个器官,好发于生育年龄的妇女,男、女之比为 1∶9～1∶15。

随着免疫学的进展,对本病的认识水平和诊断方法有了显著进步,使许多患者能得到早期诊断和治疗,由于激素、免疫抑制剂、中药的合理应用,使得本病的预后大为改善,目前 SLE 的 10 年生存率已达 80%～90%。

(一)临床表现

本病临床症状较复杂,各种症状同时或先后发生。早期症状中最常见的为关节痛、发热和面部蝶形红斑等,有时贫血、血小板减少或肾炎也可成为本病的初发症状。

1.皮肤黏膜表现

病程中的 70%～80% 患者有皮损。面部蝶形红斑是 SLE 的特征性皮损,为分布于面颊和鼻梁部的蝶形水肿性红斑,是日晒性皮肤型红斑狼疮的特征性皮损(环形红斑和丘疹鳞屑性红斑)。有时手指、手掌可见红斑及紫斑荨麻疹样溃疡等血管炎样皮损。病情活动时患者常有弥漫性脱发(休止期脱发),前后发际毛发细而无光泽,常于 2～3cm 处自行折断,形成毛刷样外观(狼疮发)。约 1/3 患者有日光过敏。还可有紫癜样皮损、雷诺现象、大疱性皮损、多形性红斑样皮损、荨麻疹样血管炎或血栓性静脉炎等表现。黏膜损害主要表现为口腔溃疡及下唇鳞屑白色斑片。

2.关节肌肉表现

关节受累是 SLE 最常见的症状,90% 以上患者均有不同程度的关节炎和关节痛,可伴有关节红肿,但关节畸形不多见。肌炎和肌痛也较常见,但肌无力不明显,少数患者可出现缺血性骨坏死,股骨头最常受累。

3.浆膜炎

心包炎和胸膜炎较常见,可为干性或有积液,腹膜炎较少见。

4.系统受累

累及心脏可有心包炎、心肌炎和心内膜炎。肺部病变主要为间质改变,表现为活动性呼吸困难,肺功能检查及 CT 扫描对帮助诊断有一定价值。5%～6% 患者有狼疮样肾炎表现,可导致肾病综合征甚至肾衰竭。中枢神经系统受累表现为头痛、癫痫样发作等,也可引起意识障碍和定向障碍等,周围神经受累可引起多发性神经炎的症状。还可有肝大、肝功能异常。多数 SLE 患者在疾病活动期伴有血液系统的异常,可表现为自身溶血性贫血、白细胞减少和血小板减少。视网膜可有棉絮样渗出。

(二)实验室检查

1.血常规和尿常规检查

常有贫血、白细胞减少、红细胞沉降率增快。可有蛋白尿、血尿和管型尿。红细胞沉降率增快、C_3 水平低常提示疾病活动。

2.生化和血清学检查

常有血清蛋白异常如球蛋白升高,免疫球蛋白 IgG、IgM 或 IgA 升高,蛋白电泳 α_2 和 γ 球蛋白升高,补体常降低。此外常有 RF 阳性,肾受累时可有血肌酐、尿素氮水平上升。部分患者肝功能异常。

3.自身抗体

SLE 患者体内有多种自身抗体,这些抗体是疾病诊断的主要依据。抗核抗体(ANA)为 SLE 的筛查性试验,抗双链 DNA 抗体对 SLE 特异性较强,是监测疾病活动的指标之一。抗 Sm 抗体是 SLE 的特异性抗体。

(三)组织病理

SLE 皮损的组织病理学改变与 DLE 基本相同,基底细胞液化,真皮浅层水肿,有黏蛋白沉积,有时可见白细胞碎裂性血管炎改变,血管和附属器周围的炎症细胞浸润不如 DLE 致密。

取皮损做直接免疫荧光检查,皮损区表皮真皮交界处有 IgG、IgM、IgA 和 C_3。沉积形成颗粒状荧光带,阳性率为 50%～90%,外观正常皮肤(上臂内侧)狼疮带试验(LBT)阳性率为 60%～70%。

(四)诊断和鉴别诊断

SLE 的诊断可参考美国风湿学会 SLE 的分类标准。本病还须与其他疾病如皮肌炎、硬皮病、血液病等进行鉴别,有时 SLE 也可和其他结缔组织病并存,组成重叠综合征。

还要与亚急性皮肤红斑狼疮、混合结缔组织病和干燥综合征相鉴别。

其中误诊 SLE 的现象不少见,误诊最多者为原发性干燥综合征,因为其至少 50% ANA 阳性,0～20%抗 dsDNA 亦可呈阳性。

(五)西医治疗

首先应解释病情,使患者一方面解除顾虑;另一方面重视疾病,并配合治疗,应避免日晒和过劳,病情活动时应注意休息,避免妊娠。

1.皮质类固醇

治疗 SLE 的主要药物,如何合理应用激素是治疗本病的关键,普通轻症 SLE 患者口服泼尼松,每日 20～30mg;有明显全身症状及脏器损害轻者每日泼尼松 30～40mg,病情重者用大剂量每日 60～80mg。对于急剧加重肾衰竭者,有明显神经精神症状,如发现有抽搐,以及重症溶血性贫血,可采用甲泼尼龙每日 500～1000mg 静脉冲击疗法,连续 3d。北京协和医院对 24 例常规糖皮质激素无效的

CNS-SLE 患者给予鞘内注射甲氨蝶呤加地塞米松各 10～20mg,每周 1 次,有效率为 91.1%,病死率大大降低。病情稳定后,皮质类固醇维持在 10～15mg/d。

2.免疫抑制剂

狼疮肾炎如仅用激素治疗疗效不满意时须加免疫抑制剂,如环磷酰胺(CTX)或硫唑嘌呤,国内外较推崇 CTX,认为可减少肾组织纤维化和稳定肾功能。目前一般推崇环磷酰胺冲击疗法,每月 1 次,环磷酰胺 600～800mg 加生理盐水 500mL,连续 6 个月。可改为每 3 个月 1 次,每次 600～800mg,总量 6～8g。

3.环孢素 A

对疗效不理想的患者,还可选用环孢素 A 治疗,环孢素 A 一般用 4～6mg/(kg·d)。要注意肝肾功能损害及高血压等不良反应,总治疗时间 2～3 个月,再逐步减量。

4.骁悉

0.5～2.0g/d,每个疗程 3～24 个月。

5.非甾体抗炎药(NSAIDs)

可用于治疗关节炎和低热等症状。

(六)中医辨证施治

中医文献并无红斑狼疮的记载,但对红斑狼疮所表现的症状、体征等描述并不鲜见,如东汉·张仲景《金匮要略》中有"阴阳毒"论述,用升麻鳖甲汤治疗,至今仍有人沿用此方治疗系统性红斑狼疮。明·申斗垣《外科启玄》描述之"日晒疮",近代名医赵炳南据本病的体征表现,称之为"鬼脸疮""红蝴蝶"等。

中医辨证论治,可以参照"温毒发斑""水肿""心悸""胁痛"等。

病机(中医):红斑狼疮是虚证还是实证,是因病致虚,还是因虚致病,根据上海中医学院沈丕安教授分析住院 500 例 SLE 病例,认为红斑狼疮是一种虚证,素体不足,真阴亏损为本,本虚标实,阴虚内热为主体。病程长者,可有气阴两虚、阴血两虚、阴阳两虚;晚期有阴阳气血俱虚表现,内脏以脾肾两虚为主,晚期可出现五脏俱虚。病位在经络血脉,以三焦为主,与脾肾密切相关,可累及心、肺、肝、脑、皮肤、肌肉、关节、营血,遍及全身各个部位和脏器。

本病总是以虚证为主导,这就是本病的本,即使在急性病情突出表现为毒热的表象,但从根本上来看,还是虚中夹实,标实本虚,虚始终在疾病的过程中占主导地位,因此在治疗本病时,应切记虚是本病之本,始终注重扶正重于祛邪的指导思想。

在本病急性进展期,机体自身变态反应激烈,炎症及机体损伤发展很快,应以皮质类固醇治疗为主,早期迅速足量给药,控制病情,保护主要脏器,为继续治疗争取时间,同时应本着急则治其标的原则,采用清热解毒、凉血护阴的治疗方法,解除患者的高热、烦躁、神昏谵语等毒热炽盛、毒邪攻心等临床表现,这样就可以提高疗效,迅速解除患者的病痛。在这一阶段以激素治疗配合中药如清营的解毒凉血汤,可以较快控制患者的毒热症状,而且还有凉血、退热、护心护阴的作用。

当高热退后,患者出现阴阳失调,气血失和,则主张采用养阴益气、清热解毒、活血通络的方法,扶正祛邪,一方面扶正固本,改善体质,调节机体免疫功能,控制低热,减少激素使用引起的感染等合并症,另一方面又协助身体,恢复机体水平。北京中医医院常用的养阴益气清热方,改善了临床症状,减少激素用量,提高了疗效,降低了皮质类固醇的不良反应和并发症,改善了实验室指标,提高补体水平,降低了病情活动性。

对于红斑狼疮的发病原因,张志礼教授认为红斑狼疮久病伤阴,脾肾两虚,虚证上升为主导地位,这时中药治疗就上升到重要地位。要以补虚扶正为主要治则,发挥中药扶正固本,改善体质,调节机体免疫功能的作用。健脾药中黄芪性味甘、微温,归脾、肺经,可补气升阳,益卫固表,利水消肿;太子参味甘、微苦,归脾、肺经,功能补气生津;白术性味苦、甘,温,归脾、胃经,功能补气健脾,燥湿利水;茯苓性味甘、淡,平,归心脾经,功能渗湿、健脾。张志礼教授将这四味药合用,可补元气,益心脾,利水消肿。现代药理研究表明这些药物具有增强机体免疫功能和免疫调节作用,可增加有效循环血容量,降低全血比黏度,改善微循环,证实了气虚致瘀,益气化瘀的理论。益肾药中,女贞子性味甘、苦、凉,归肝肾经,功能补益肝肾,养阴明目;菟丝子性味甘辛平,归肝肾经,功能补阳益阴,固精缩尿;仙灵脾性味辛甘温,归肝肾经,功能补肾壮阳,祛风除湿,三药合用肾阳肾阴兼而补之。现代药理学研究证明,这些药物在调节免疫反应方面有明显作用,可抑制 T 淋巴细胞对 IgE 的免疫调节,调节下丘脑-垂体-肾上腺皮质轴的功能水平,对性腺功能水平、细胞水平、受体水平均有一定的提高作用。现代药理学研究还发现女贞子有强心利尿作用,菟丝子有升高白细胞作用,仙灵脾有雄性激素样用。张志礼通过数十年临床观察及实验室研究,证实了益肾药对免疫功能的调节作用,因此以健脾益肾药的补益疗法,明显提高了红斑狼疮的疗效。

1.毒热炽盛

高热烦躁,面部红斑或出血斑,全身无力,关节肌肉疼痛,烦热失眠,精神恍惚,严重时神昏谵语,抽搐昏迷,呕血、便血、衄血,口渴思冷饮,舌红绛,苔黄或光面苔,脉数。实验室检查自身抗体阳性,红细胞沉降率可明显异常。

辨证:热入营血,毒热炽盛,气血两燔。

治法:清营解毒,凉血护阴。

方药:玳瑁粉 6g(羚羊角粉 0.6g),生地炭 15~30g,双花炭 15~30g,板蓝根 30g,白茅根 30g,丹皮 15g,赤芍 15g,元参 15g,天花粉 15g,石斛 15g,草河车 15g,白花蛇舌草 30g,生石膏 30g。

加减:高热不退加安宫牛黄丸;昏迷加局方至宝丹;毒热盛加大黄、黄连、漏芦;毒热下注,小便淋漓加海金沙、车前子;低热不退加地骨皮、柴胡、青蒿、鳖甲;邪热盛加秦艽、乌梢蛇、鱼腥草;抽搐加钩藤、菖蒲;精神症状加马宝 0.6~1.5g;红斑加鸡冠花、玫瑰花、凌霄花、菊花。

分析:此期多见于急性期或复发活动期,热入营血,毒热炽盛,故高热不退;热伤脉络,故见皮肤斑疹或出血、衄血;毒热耗伤阴血,筋血失养,气血阻隔则肌肉关节疼痛,毒热攻心则神昏谵语。

方中玳瑁粉清热镇心、平肝退热,双花炭、板蓝根、草河车、白花蛇舌草解毒清热,生地炭、生石膏、丹皮、赤芍、茅根清热凉血,元参、天花粉、石斛养阴、清热。

2.气阴两伤

高热退后不规则发热或持续低热,心烦乏力,手足心热,自汗盗汗,懒言声微,面色深红,腰痛,关节痛,足跟痛,脱发,视物不清,月经量少或闭经,舌红苔白或镜面舌,脉细数软或芤脉。

辨证:气阴两伤,血脉瘀滞。

治法:养阴益气,清热解毒,活血通络。

方药:南北沙参各 30g,石斛 15g,党参 10~15g,生黄芪 10~30g,黄精 10g,玉竹 10g,丹参 15g,鸡血藤 15~30g,秦艽 15~30g,乌梢蛇 10g,草河车 15g,白花蛇舌草 30g。

加减:脾虚加白术、茯苓;胸闷加石莲子、荷梗、枳壳;心悸失眠加紫石英、首乌藤、莲子心;正气衰微,心气虚加西洋参、白人参;头昏加川芎、菊花、茺蔚子、钩藤。可配合服八珍丸、地黄丸。

分析:此型多见于亚急性期,因高热耗损阴血,阴虚内热故持续低热,手足心热;阴虚阳亢,虚阳上越则面色深红;心阳浮越则有心烦,血虚不能濡养四肢百骸,故倦怠乏力、脱发、腰腿痛、关节痛;目不能得血濡养故视物不清,肾阴亏耗则足跟痛,腰痛。

方中党参、黄芪、黄精补气养血;沙参,石斛养阴清热,丹参、鸡血藤、秦艽、乌梢蛇活血通络;草河车、白花蛇舌草清热解毒。

3.阴虚内热

相当于盘状红斑狼疮、亚急性皮肤红斑狼疮、系统性红斑狼疮缓解期,红斑转黯,低热不退,口干唇燥,神疲乏力,耳鸣目眩,关节疼痛,自汗盗汗,头发稀少,月经不调,大便不润,小便短赤,或有胸闷心悸,夜难安眠,面色㿠白,或胁肋胀痛,胃纳不香,呕恶嗳气,肝脾肿大,苔薄舌红,脉弦细。

辨证:阴虚内热。

治法:养阴清热,补益肝肾。

方药:知柏地黄丸加减。

生地30g,元参10g,麦冬10g,知母10g,黄柏10g,青蒿12g,地骨皮30g,太子参15g,枸杞子12g,女贞子10g,黄精10g,鹿衔草15g。

加减:关节痛加秦艽10g,威灵仙10g,乌梢蛇10g;关节红肿明显加忍冬藤30g,络石藤30g,红藤30g;自汗盗汗加生芪15g,生牡蛎(先煎)30g;夜寐不安加夜交藤30g,酸枣仁10g;头发脱落加菟丝子10g,旱莲草10g;月经不调加当归10g,益母草10g;心悸胸闷加生芪15g,五味子10g,酸枣仁10g;咳嗽痰多加北沙参12g,炙紫菀10g,款冬花10g;心绞痛加麝香保心丸;四肢厥冷,脉微欲绝加附子、陈皮各10g,厚朴10g;肝脾肿大,加大黄䗪虫丸4.5g。

4.脾肾两虚

疲乏无力,关节痛,腰腿痛,尤其有足跟痛,肢凉发白,水肿腹胀,有时低热缠绵,五心烦热,肢冷面热,口舌生疮,胸膈痞满,甚则咳喘胸闷,尿少,夜尿增多,舌质淡或黯红,舌体肿嫩或有齿痕,脉沉细,尺脉尤甚。实验室检查见尿常规异常,血浆白蛋白低,肾功能异常。

辨证:脾肾两虚,阴阳不调,气血瘀滞。

治法:健脾益肾,调和阴阳,活血通络。

方药:生黄芪10~30g,太子参10~15g,白术10g,茯苓10g,女贞子15~30g,菟丝子15g,仙灵脾10g,车前子(包)15g,丹参15g,鸡血藤15~30g,秦艽15~30g,桂枝10g,草河车15g,白花蛇舌草30g。

加减:气虚下陷加白人参;水肿加冬瓜皮、抽葫芦、仙人头;尿闭加肾精子2~3粒;腹水加大腹皮、汉防己;胸水加桑白皮、葶苈子;尿素氮升高加附子、肉桂;腰痛加杜仲炭、川断、桑寄生;月经不调加益母草、泽兰;腹胀胁痛加厚朴、枳壳、香附;关节肿痛加豨莶草、老鹳草、透骨草;可配合服金匮肾气丸。

分析:此型多数为慢性患者,常伴有狼疮性肾炎,由于阴病及阳,脾阳不足,水湿不运,脾土不能制水,肾阳不足,肾水泛滥,故有水肿,腹水,少尿。

方中黄芪、太子参、白术、茯苓健脾益气；女贞子、菟丝子、桂枝、仙灵脾益肾助阳；车前子利水消肿；丹参、鸡血藤、秦艽活血通络，调和阴阳；草河车、白花蛇舌草解毒清热。

5.脾虚肝郁

腹胀，纳差，胁痛，头昏头痛，月经不调或闭经，皮肤红斑或瘀斑，舌黯紫或有瘀斑，脉弦缓或沉缓。实验室检查多有肝功能异常。

辨证：脾虚，肝郁，经络阻隔。

治法：健脾疏肝，活血解毒通络。

方药：黄芪 10～30g，太子参 10～15g，白术 10g，茯苓 10g，柴胡 10～15g，丹参15g，鸡血藤 15g，首乌藤 30g，钩藤 10g，益母草 10g，草河车 15g，白花蛇舌草 30g。

加减：胸胁胀痛加陈皮、厚朴、香附；便秘加瓜蒌、制军；尿黄加茵陈、六一散；恶心呕吐加竹茹、乌梅；可配合服乌鸡白凤丸、八珍益母丸。

分析：有的学者称此型为邪热伤肝，常见有肝损害，肝气郁结则胸胁胀，腹胀纳差，热盛伤阴，肝阴不足，虚阳上扰清窍则头昏，肝血不足则月经不调。

方中黄芪、太子参、白术、茯苓健脾益气；柴胡、枳壳、益母草疏肝理气行血；首乌藤、鸡血藤、钩藤调和阴阳；草河车、白花蛇舌草解毒清热。

6.风湿痹阻

关节疼痛，可伴肌肉疼痛，肌肤麻木，皮肤红斑、硬结、结节，可伴不规则低热。舌红苔黄，脉滑数。

辨证：风湿痹阻，经络阻隔。

治法：祛风湿宣痹，温经活血通络。

方药：黄芪 10～30g 桂枝 10g，秦艽 15～30g，乌梢蛇 10g，丹参 15g，鸡血藤15～30g，天仙藤 10～15g，首乌藤 15～30g，桑寄生 15g，女贞子 15g，草河车 15g，白花蛇舌草 30g。

加减：关节痛重加制川乌、草乌；结节性红斑加紫草根、茅根、养血荣筋丸、雷公藤等。

分析：此型以皮肤红斑、结节及关节症状为主，毒热凝滞，阻隔经络可致肌肉麻木，关节疼痛，阴阳失调，气血瘀滞则肢节沉重，难以转侧，皮肤出现红斑结节。

方中黄芪、桂枝温经益气；秦艽、乌梢蛇、天仙藤、丹参、鸡血藤活血通络；女贞子、首乌藤、桑寄生养血益肾；草河车、白花蛇舌草解毒清热。

第二节　硬皮病

硬皮病是一种以局限性或弥漫性皮肤增厚和纤维化为特征,可以影响包括心、肺、肾和消化道等器官的结缔组织病。

本病的确切发病率尚不清楚,世界各地均有发病,在美国每百万人中每年有4~12人发病,总共估计有5万~10万硬皮病患者。在我国结缔组织病中硬皮病的发病率仅次于类风湿关节炎、红斑狼疮而居第三位。任何年龄都可发病,局限性硬皮病以儿童及中年发病居多,系统性硬皮病以20~40岁居多,两类硬皮病均以女性发病率高,男女比例1:3。

一、病因病理

硬皮病病因不明,伴有明显的结缔组织及血管异常,表现为皮肤及内脏纤维化、雷诺现象及血管损伤。过去认为硬皮病的免疫异常程度轻,不特异。但近年研究表明,硬皮病伴有T细胞过度激活,自身抗体有疾病特异性,而且有诊断及判断预后的意义。

(一)遗传因素

根据系统性硬皮病有家族史,注意到遗传基因的变化,加拿大、欧洲硬皮病患者中 HLA 类抗原 DR_{52}、DR_5、DR_3 和 DR_1 出现率高,疾病较轻的患者有 DR_2 和 DR_5 及着丝点抗体增高,而在日本 DR_2、DRW_8、DRW_6 及 DQW_1 的出现率增加,也有 HLA B_8 在严重患者中出现率增加的报道,但确切的结论还需要大量的调查研究后才能得出。

(二)免疫异常

在硬皮病患者中,胶原过度增加和纤维化是其特征,导致胶原过度产生的刺激因素不明,但一些观察表明免疫机制可能在此异常中起作用。

1.细胞调节免疫异常

利用免疫组化方法发现,50%患者早期皮损中常可见到血管、汗腺和神经周围的单核细胞浸润,这些浸润细胞多为T细胞,几乎均表达Iα抗原,说明体内T细胞处于活化状态,且病史越短,浸润程度愈重。在系统性硬皮病患者血液中,T细胞减少,尤其是 $CD8^+$ 表型减少,但抑制细胞活性是正常的。同正常的T细胞比较,来自患者的T细胞能够增强B细胞增殖、分化和合成免疫球蛋白的能力。有丝分裂原诱导的抑制、自主性抑制细胞活性和抗原特异性抑制呈现正常,但对植物凝集素发生损伤性反应。新近发现的系统性硬皮病患者,大部分有血清 IL-2 水平增高,其水平与疾病严重性直接相关,高度皮肤硬化者 IL-2 水平最高;泛发性硬皮病患者伴肺纤维化时 IL-2R 表达最多,IL-2 可与其受体结合导致 T 细胞增殖和功能增强。和类风湿关节炎与 SLE 相似,在系统性硬皮病中,自身混合淋巴细胞反应是有缺陷的,但在异基因混合淋巴细胞反应中,患者的非 T 淋巴细胞的刺激性明显下降,但 T 淋巴细胞反应正常。对体外免疫功能研究发现,有丝分裂原诱导的 T 细胞增殖和 NK 细胞调节的细胞毒性作用下降,在一些病例中,单核细胞介导的有丝分裂原反应减少与疾病的严重性相关。来自系统性硬皮病患者的单核细胞能够抑制主要的体外试验抗体对三硝基酚的反应(此作用与前列腺素介导的淋巴细胞调节相关),这是由于过多的单核细胞或淋巴细胞对前列腺素的敏感性增加。

2.体液免疫异常

本病临床上常与多种自身免疫性疾病并发(如 SLE、皮肌炎、干燥综合征),系统性硬皮病患者血清中可测出多种自身抗体,与 SLE 不同,硬皮病患者血清中抗 DNA 抗体通常不出现,然而几乎多数患者都有抗核抗体,它们可以是斑点型、均质型或核仁型。抗核抗体在患者中的阳性率为 7%～46%,但不是特异性的,在其他一些结缔组织病中也可出现,它们构成一组异质体,与一系列抗原反应,包括 uRNP、RNA 聚酶 I、Th 核糖核蛋白和 PM-Scl,具有重要性和亚型特异性。

抗核抗体有许多亚型,也具有临床预测价值。

(1)着丝点抗体:对系统性硬皮病几乎是特异性的,通常出现在局限性皮肤型和 CREST 综合征,患者病变较轻,预后较好,有显著钙质沉着和毛细血管扩张,但间质性肺纤维化不明显。

(2)抗 Scl-70 抗体(抗 DNA 拓扑异构酶抗体):出现在 20%～60% 系统性硬皮病患者,尤其是弥漫型,此抗体特异性高,抗 Scl-70 抗体与严重的系统性疾病相关,如间质性肺纤维化,预后差。

(3)抗中心粒细胞抗体:出现于局限型和弥漫型,尽管这些抗体对诊断可起重要作用,但对发病作用不大。

(三)细胞因子、淋巴细胞的作用

近年来免疫应答在纤维化过程中所起作用已引起关注。

在未经治疗的系统性硬皮病患者中,检测周围淋巴细胞,结果正常或减少,但对 T 细胞群检测研究发现 T 辅助细胞(CD4)比例增加,而 T 抑制性细胞(CD8)减少,B 细胞数增多,体液免疫增强,抗体增多。另外,淋巴细胞与成纤维细胞的黏附是由淋巴细胞的配体——淋巴细胞功能相关抗原与成纤维细胞上的细胞黏附因子

(ICAM-1)相互作用介导的。Neodleman 等发现,硬皮病患者能表达高水平 ICAM-1,细胞比例增高,T 细胞活性增高,可能是与成纤维细胞相互作用增强的关系。

至今已发现越来越多的细胞因子对胶原成分的表达起调节作用,其中最主要的有转化生长因子(TGF-β)、表皮细胞生长因子(EGF)和血小板衍生生长因子(PDGF)。

目前研究认为有某些作用的细胞因子如 TGF-β 在疾病早期的一过性表达,启动了由 PDGF、EGF 或其他细胞因子等介导的一系列趋化、增殖及分化现象,最终导致硬皮病。

在硬皮病患者的横纹肌中,用电子显微镜观察到病毒颗粒,在系统性硬皮病的皮肤活检中发现有同分枝杆菌密切相连的抗酸细菌,但它们的重要性并不清楚。

反转录病毒可能在系统性硬皮病的发病机制中起重要作用。Maul 等通过用系统性硬皮病患者产生的自身抗体识别交联异构酶Ⅰ的氨基酸序列 11,发现与几种哺乳动物反转录病毒的特异性抗原的氨基酸序列 6 相同。这种同源性单独出现是完全不可能的。这些资料强烈表明,系统性硬皮病的自身成分和反转录病毒基因产物之间存在交叉反应。T 淋巴细胞是否识别与自身成分发生交叉反应的相似反转录病毒产物,触发细胞自身免疫反应暂不清楚。

另外,自 1985 年有人提出了包柔螺旋体感染与局限性硬皮病间的关系以来,已有较多关于这方面的报道。

首先在临床方面认为局限性硬皮病早期水肿阶段皮损常是淡紫红色,以后随皮损发展扩大,淡紫红色环常围绕在皮损周边,与莱姆病的游走性红斑、慢性萎缩性肢端皮炎有相似之处,在组织病理学上早期与游走性红斑近似,后期与慢性萎缩性肢端皮炎近似。免疫学检查用间接免疫荧光检测 210 例局限性硬皮病患者,有 31%莱姆抗体阳性(正常对照组为 4%);用 Elisa 法检测 30 例,13 例(43%)IgG 高滴度阳性(对照组为 8.3%)。但也有一些未能证实血清学阳性。有人从硬皮病皮损中培养出包柔螺旋体,但也有阴性结果。有人用分子生物学的方法证实硬皮病的组织中存在包柔螺旋体特异性 DNA。提示某些局限性硬皮病的机制是由感染因素导致病理性的免疫反应,但确切的结论还有待更多的研究。

(四)血管学说

本病的发病原因与机制尚不明确,但有些学者认为硬皮病的损害原发于血管,因为:

(1)硬皮病患者于皮肤硬化出现前,先出现微循环的异常变化,血流淤滞,流速减缓,有血管损害的标志物存在,如升高的 Willebrand 因子抗原,这表明微管结构特别是内皮细胞是此病的始发目标,由于局部缺血,或血小板和炎症细胞释放的生长调节性介质(如 TGF-β 及 PDGF)的作用,对内皮细胞的损害可能触发纤维化过程。有明显的内皮细胞损害和死亡的证据,血管内皮的原发性病理改变似乎是纤维黏蛋白改变,来自此病的血清对内皮细胞有细胞毒作用,要么直接,或通过抗体依赖性细胞的细胞毒作用,但患者的血清对前列环素的非刺激性释放不起作用。内皮细胞的损害导致局部缺氧,红细胞转化能力下降,血小板聚集可能特异性升高,体内血小板活化性标记增加。纤维原 von Willebrand 因子抗原(可能显示血管损害程度)和其他血浆蛋白也升高,这些有助于增加血浆黏度,进一步减少血管血流,在有严重损害的患者如伴有抗心磷脂抗体,可以进一步损伤内皮细胞。

(2)血液与血管间的异常,雷诺现象患者,除了以上血液黏度增加,纤溶降低,红细胞硬度增高,有血小板活化现象也证实有血管损伤标志物 von Willebrand 因子抗原增加。此外 Eamera 等发现雷诺病患者血管内皮素水平增高,Cimminiello 等发现雷诺现象中血管内皮素增高与 von Willebrand 因子抗原可以造成血小板聚集引起凝血,因此内皮素可以加重雷诺现象,也可以因雷诺现象造成血小板聚集诱发 PDGF 增加,因雷诺现象引起凝血,造成缺氧,这些综合因素促进组织纤维化。

(五)结缔组织代谢异常学说

本病的患者皮肤硬化和内脏器官的纤维化主要是由胶原纤维等细胞外间质合成增加引起。LeRey 等对患者的成纤维细胞进行培养,结果是其胶原(以羟脯氨酸表示)和糖蛋白(以己糖胺和唾液酸表示)的合成皆增加,而且其胶原 mRNA 的合成也增加,但两种胶原的相对比例与正常人相同。系统性硬皮病患者的胶原降解正常。所有资料均支持这样一个假设,即系统性硬皮病患者细胞外间质的沉淀是继发的,是由迄今尚不能确定的机制作用于转录信号引起的。

基于上述这些发现,Richard D 等提出系统性硬皮病的发病机制假说模型。

一个遗传基因异常的人,感染了一种未知的反转录病毒,这种反转录病毒触发了免疫反应。此病毒特异性免疫反应可能接着识别交叉反应的自身成分,从而导致自身抗体和自身反应性 T 细胞产生。内皮细胞可能受损,其机制要么通过自身抗体或自身反应性 T 细胞介导的直接抗原特异性细胞毒性作用,要么通过毒性淋巴因子的释放。内皮细胞受损可以导致血管内膜纤维化和血小板聚集及引起血管痉挛的5-羟色胺和血栓烷 A_2 的释放。血管痉挛和血管病变导致组织缺血,从而促进组织纤维化。此外,血小板聚集可以导致转化生长因子 TGF-β 和血小板衍生生长因子(PDGF)的释放,这些同 T 细胞产生的淋巴因子和激活的单核细胞产生的因子一起促进纤维母细胞生长和产生胶原。

二、临床表现

(一)局限性硬皮病

1.点滴状硬皮病

多发生在上胸、颈、肩、臀及股部。损害从黄豆到五分硬币大小。瓷白色或象牙色集簇或线状排列的圆形斑,有时中央稍凹陷,病变活动时,周围有紫色晕。早期质硬,后期变软或变为羊皮纸样感觉,病变发展很慢,向四周扩展而互相融合,或持续不变。某些皮损可消退,局部残留轻度萎缩的色素沉着斑。

2.斑块状硬皮病

较常见,最常发生于腹、背、颈、四肢、面部,初呈圆形或不规则淡红色或紫色水肿性斑片,经数周或数月后扩大,直径 1～10cm 或更大,呈淡黄色或象牙白色硬斑,表面平滑干燥,有蜡样光泽,周边有轻度紫红色晕,触之有皮革样硬度,有时伴毛细血管扩张。局部无汗,亦无毛发生长,病程缓慢,数年后硬度减轻,渐渐萎缩,中央色素脱失。可侵及真皮及浅表皮下,但仍可移动,皮损数目不一,可单发或多发,部位可不定,有时呈对称性,皮损发生于头部引起硬化萎缩性斑状脱发。

3.硬斑病、硬化萎缩性苔藓重叠征

有些患者有硬斑病损害,又有硬化性萎缩性苔藓损害,患者通常为女性,伴有广泛的硬斑病,又有典型的硬化萎缩性苔藓损害。后者可与硬斑病损害分开存在,也可以重叠,对这些患者应当将硬斑病视为原发病。

4.泛发性硬斑病

此型特点是广泛受累的硬性斑状,伴有色素减低或色素沉着,可伴有肌肉萎缩,但无系统受累。患者因皮肤紧绷没有皱纹较同龄人看起来年轻,自然缓解的结局较局限型损害少见。

5.Pasini 和 Pierini 皮肤萎缩斑

1923 年 Pasini 描述过一种特殊类型的皮肤萎缩斑,现在认为是属于硬斑病范畴。其表现为棕色、圆形、椭圆形或不规则形光滑的萎缩斑,损害面低于皮肤表面,有明显陡斜边缘。主要发生在年轻人的躯干部,女性居多。损害通常无症状,其单发或多发皮肤损害直径为数厘米至 20cm 以上。

Buechner 等在一篇综述报道中提出两种临床型。在 34 例患者中,23 例为经典型,其余为局限表浅型。在躯干有很多孤立的损害,外形不规则,外周有卫星状棕色斑疹,最常见于上背部及腰部。

组织病理显示真皮结缔组织厚度变薄。由于能观察到的变化轻微,所以活检时,需包括外观正常的皮肤以便比较。

皮肤萎缩症的过程是良性,经过数月或数年后有些病例可自行停止发展,有些病例会持续很久,目前没有有效治疗方法。

6.线状或带状硬皮病

这种线状损害可向整个手前臂、上臂、臀和腿部伸展,大多数起始于 10 岁以内,也可以发生于头皮前部与矢状面平行的部位,向前额下伸展如刀砍状。Parry Romberg 综合征可能是线状硬皮病的一种类型,表现为进行性面部单侧萎缩、癫痫、突眼和脱发,当下肢受累,可能出现脊柱裂,有时躯干的线状损害会合并且形成更广泛的受累,总之,唯一能自行缓解的类型是仅累及四肢的儿童型。为了防止挛缩和关节僵直,对累及单肢体或多肢体的患者进行物理康复治疗是非常必要的。

(二)系统性硬皮病

系统性硬皮病中肢端硬皮病与弥漫性硬皮病实质上属于同一种疾病,其主要区别为肢端型硬皮病患者几乎均有雷诺现象,皮损开始于手足等远端部位,常向心性伸展至前臂、小腿、胸骨上区,躯干累及较少,受累范围相对局限,内脏受累较少,进展速度较慢,预后较好。弥漫性硬皮病常从胸部开始发病,向远心端扩展,雷诺现象发生少,内脏如心、肺、消化道、肾常累及,病情重,病变发展速度快,预后差。

1.首发症状

雷诺现象是进行性系统性硬皮病最先出现的症状,见于半数以上的病例,最终几乎所有患者都会发生,小部分不发生雷诺现象的患者以男性较多见,较易发生肾和心脏病变,预后较差。约 33％患者有明显关节疼痛,起病可有不规则发热,胃纳减退,体重下降,约有半数病例有手及面部皮肤肿胀不适感。

2.皮肤表现

系统性硬皮病早期,受累的手足和面部出现红斑和肿胀,患者常被误诊为腕管综合征,甚至肌电图有阳性改变,雷诺现象经常存在。其后发生皮肤硬化,皮肤黄色、坚硬、紧绷、表面发亮,随着疾病的进展,手部和面部皮肤变得收缩紧绷,如皮包骨头,以致面部无表情,手如爪状,面部皮肤被拉,紧张收缩,但还不硬,皱纹和表情消失,下颌可起皱。Barnett 描述了"颈征",即颈部伸展时皮肤呈嵴状隆起和紧缩,95％的硬皮病患者有此特征。

本病可长期限于肢端,指(趾)硬化,手指变为半屈曲状,不能活动,失去功能,表面皮肤变硬,失去弹性,不能被挤压,末节指(趾)呈板状和硬结,被 Mizutani 描述为"圆指垫征"。手指失去了凹凸多峰的轮廓,从侧面看呈圆的半球形,这一过程导致末节指骨消失,营养性溃疡和坏疽,常发生在指尖和指节,手指出现疼痛,后期转为感觉迟钝。也可以发生灶性黏蛋白沉着性损害,指甲可以出现反向性翼状胬肉,即远端部位的甲床仍与甲板腹面粘连。75%系统性硬皮病患者可见扩张的、不规则的甲皱毛细血管袢。在活动性系统性硬皮病患者,也可因毛细血管缺失而导致无血管区。Sato等发现,甲皱毛细血管出血是很容易观察到的现象,当出现两个或两个以上手指甲皱毛细血管出血时,90%为硬皮病特征性表现,与着丝点抗体相关。

瘢痕疙瘩样结节可以发生于四肢和胸部,在X线片上可表现广泛的弥漫性皮肤钙化。在病程晚期,可以出现过度色素沉着和色素脱失或弥漫性青铜色改变,皮肤萎缩可能伴有毛细血管扩张,在CREST综合征时颜面可见广泛的毛细血管扩张,四肢雷诺现象明显,可以发生大疱和溃疡,皮肤有钙化,食管蠕动异常,指(趾)硬化和手臂血管扩张,着丝点抗体阳性。部分患者有脱发和汗腺分泌减少。

3.内脏病变

进行性系统性硬皮病可以累及大部分内脏器官,其特征是纤维化。

(1)呼吸系统:鼻黏膜、气管和支气管黏膜均可萎缩变薄、苍白,分泌减少,可见肺泡间质和支气管周围组织广泛纤维化和不同程度的炎症浸润,可造成通气障碍。临床上可出现气短、咳嗽、少痰,病变轻时可以无症状,较重时可表现为进行性活动后气短,活动耐受量受限及间断咳嗽。此外,胸部皮肤硬化,胸廓固定,支气管周围纤维化导致支气管扩张或阻塞性肺气肿等,均可成为导致呼吸困难的因素。X线检查为肺纹理增多、紊乱,呈蜂窝状或网状结构。呼吸功能测试可出现肺活量降低,弥散功能障碍,肺顺应性差,但以弥散功能障碍较多见。有间质性肺纤维化的患者肺部可听到吸气早期的细小捻发音,或者反映肺动脉高压的体征,如肺动脉瓣第二心音,右心奔马律,肺动脉瓣和三尖瓣关闭不全的杂音。颈静脉扩张及静脉回流征阳性和下肢水肿。CT是检测肺纤维化和间质性肺炎比较敏感的方法,临床上反复的呼吸道感染常导致纤维化的发展、加重,而由于肺纤维化常导致肺部感染不易控制,是造成病情加剧的原因之一。

(2)消化系统:消化道黏膜也可发生变化,尤以黏膜萎缩更为明显,口腔黏膜萎缩变薄,呈黯红色或灰白色。软腭、悬雍垂及舌系带均可发生萎缩,致使舌的运动受限,伸舌困难,舌乳头可萎缩变平,牙龈亦可萎缩致使牙根外露。X线检查可显示特有的牙周膜增宽,可作为参考。国外统计127例系统性硬皮病仅有9例有牙根外露,而我国北京协和医院皮肤科观察14例中有7例,发生率明显高于国外,可能与中国人牙齿的保护差及不良的口腔卫生习惯有关。

食管发生变化者占 30%～50%，由于食管黏膜硬化萎缩，食管蠕动功能低下，吞咽干性食物时胸骨后有阻塞感，卧位时更为明显。由于贲门关闭不全，胃内倒流，而出现反酸，食管下 2/3 蠕动异常，吞咽固体食物困难。X 线检查，早期见食管松弛扩张，卧位观察可见钡剂停滞，蠕动减弱，甚至消失，如果食管狭窄出现在皮肤硬化前常造成诊断困难，有时误诊为食管癌。

常有恶心、呕吐、胀满、消化不良、腹痛等症状，X 线检查可见胃张力低、蠕动减慢，排空时间延长，胃镜检查可见萎缩性胃炎改变。小肠、结肠黏膜可发生纤维化及萎缩，临床出现腹痛、腹泻、便秘、大便困难，X 线服钡剂 54h 肠内还有 50% 钡剂残留。肠袋呈球状，严重病例肛门括约肌受累可引起直肠脱垂和大便失禁。

（3）心血管系统：主要侵犯心肌，可同时侵犯心包和心内膜，临床表现为气急、胸闷、心绞痛及心律失常，严重者可致左心或全心衰竭（也可因肺部损害导致肺源性心脏病引起右心衰竭），甚至发生心源性猝死。约 50% 的患者有心电图异常表现。

（4）泌尿系统表现：肾脏受累约占 75%。可发生硬化性肾小球肾炎，出现蛋白尿、高血压及氮质血症，严重时可致急性肾衰竭。

（5）神经系统：少数病例有神经炎（包括脑神经）、惊厥及癫痫样发作，性格改变，脑血管硬化，脑出血，以及脑脊液中蛋白增高及脑电图异常。其中三叉神经痛和面神经麻痹最为常见。

（6）内分泌系统：有人报道约 1/4 患者有甲状腺功能低下，但临床上很少见到甲减的症状，少数患者并发桥本甲状腺炎，部分男性患者有阳痿现象。

（7）骨关节：大约 80% 的患者有关节疼痛，患者经常抱怨对称性多关节炎和僵硬，主要累及手指、腕、膝和踝关节。X 线表现有骨侵蚀、关节腔狭窄、软组织萎缩、皮下钙化和骨硬化等。

（8）肌肉：肌肉病变较常见，除累及平滑肌及心肌外，也可累及横纹肌，可有肌无力、肌痛和肌压痛，受累明显时可出现肌萎缩、肌肉变硬。CREST 综合征是系统性硬皮病的一个亚型，着丝点抗体 50%～90% 阳性。1964 年 Winter Bauter 将同时有钙质沉积、雷诺现象、指硬化和毛细血管扩张 4 个特征称为 CREST 综合征，以后 Frayha 等又观察到该病患者常合并有食管功能障碍。国外资料报道，约 40% 的患者有皮下钙质沉积，主要在手指、鹰嘴前区、鹰嘴区、骨前滑囊及下肢前侧等，但中国人 CREST 综合征出现钙质沉积者少见。雷诺现象发生率为 100%，食管受累程度与其他类型系统性硬皮病可无差别。指（趾）硬化有的可向手背、足背发展，也可累及面颈部。毛细血管扩张主要见于面、颈、胸背和上肢。CREST 综合征进展缓慢,逐渐加重,有时不易察觉其病情发展,但一般无自发好转。1985 年 LeRoy 等指出 CREST 综合征主要是发展缓慢的系统性硬皮病,在起病前 10 年可仅有雷诺现象、指硬化,而没有内脏器官改变;但在第二、第三个 10 年,可有内脏器官病变,如合并间质性肺炎可发生肺动脉高压,部分患者可并发原发性胆汁性肝硬化及三叉神经痛。

三、实验室检查

(一)组织病理

早期为真皮中、下层胶原纤维肿胀和均质化血管周围淋巴细胞浸润,以后真皮的胶原纤维肥厚硬化,血管壁内膜增生,管壁增厚,管腔变窄,甚至闭塞,毛囊、皮脂腺、汗腺等附属器明显减少甚至消失。晚期表皮萎缩,真皮胶原纤维增厚可达汗腺及真皮深层和皮下组织,有时可有钙质沉着。

(二)实验室检查

系统性硬皮病患者,血常规检查可见嗜酸性粒细胞增多,有的患者有缺铁性贫血。尿常规检查可有尿蛋白阳性,镜下血尿和管型尿。红细胞沉降率可增快,血浆白蛋白可降低,球蛋白可增高。尿 17 酮 17 羟皮质醇含量可降低。

(三)免疫学检查

系统性硬皮病患者 70％～80％抗核抗体阳性,主要为斑点型,其次为核仁型,滴度高低与病情无平行关系。抗着丝点抗体在 Crest 综合征中 50％～90％阳性,抗 Scl-70 抗体在弥漫性硬皮病中 20％～30％阳性,抗 dsDNA 阴性,Sm 抗体阴性,抗 mRNA 抗体 20％阳性,SSA、SSB 可为阳性。IgG、IgM 增高。

四、诊断与鉴别诊断

1.局限性硬斑病

根据临床主要表现皮肤硬化、象牙白,开始有水肿,以后形成萎缩,病变早期其周围有淡红色、紫红色晕,结合病理真皮中胶原纤维肿胀和均质化,晚期表现萎缩、真皮胶原纤维增厚,附属器减少,不难诊断。

应与硬化性萎缩苔藓和进行性特发性斑状萎缩鉴别。硬化性萎缩苔藓为针头大小至黄豆大小象牙白(瓷白)色有光泽的多角形丘疹,斑上有毛囊、黑色角栓,最后萎缩,有羊皮纸样外观,组织学有特点。进行性特发性斑状萎缩呈不规则形、边界清楚、直径 1～10cm 灰色斑,皮肤略凹陷,先有萎缩,后继发硬化,周围呈现淡紫色晕。

2.系统性硬皮病

应与雷诺病、成人硬肿病鉴别。

(1)雷诺病:系统性硬皮病早期的雷诺现象应与雷诺病鉴别,但雷诺病少有皮肤硬化或骨变化,但部分雷诺病病例可能代表硬皮病的早期或最轻型,需随访观察。

(2)成人硬肿病:突然发生以皮下组织僵硬为特点的疾病,从颈部、肩背部开始,手足很少受累,无雷诺现象。分两型:一型合并糖尿病,另一型多发生于急性感染后,尤其是链球菌感染后,病史上很容易鉴别。

系统性硬皮病的诊断标准:

Masi 等 1980 年对系统性硬皮病提出了诊断标准,现被广泛采用,如符合下述一个主要标准,或两个次要标准诊断即可成立。该标准对系统性硬皮病的特异性为 97%,在对照研究 SLE、皮肌炎/多发性肌炎或雷诺现象患者中阳性率仅 2%。

主要标准:对称性手指及掌指关节或跖趾关节近端的皮肤增厚、绷紧及硬化,这种皮肤改变可以波及整个肢体、面部、颈部和躯干(敏感性 91%,特异性大于 99%)。

次要标准:①手指硬化,指上述皮损仅限于手指。②指端凹陷性瘢痕或指垫实质丧失。③双侧肺底纤维化。

五、西医治疗

(一)一般治疗

注意保暖,戒烟,防止或减少雷诺现象,尽量避免精神刺激,使患者精神愉快,给予高蛋白饮食,足量维生素,避免外伤,防止感染。

(二)局限性硬皮病治疗

(1)局部外用回阳玉龙膏。

(2)积雪苷内服,每次 3 片(每片 6mg),每日 3 次,也可外用积雪苷软膏。

(3)维生素 E 0.1g,每日 2～3 次。

(4)早期小片皮损,可用皮质类固醇局部封闭,如复方倍他米松 1mL 加 2%利多卡因局部封闭,2 周一次,注意避免皮肤发生萎缩。

(5)异维 A 酸胶丸,每日 2～3 次,每次 10mg。

(6)复春片(脉管炎片),6～8 片/次,每日 2～3 次,3 个月 1 个疗程。

(三)系统性硬皮病治疗

本病目前西医虽无特效疗法,但部分病例治疗后可停止发展或缓解。LeRoy

强调,应早期发现小动脉病变,加以控制,在组织纤维化发生之前,是治疗本病的最好时机。

1.一般疗法

同局限性硬皮病。

2.皮质类固醇

通常认为皮质激素不能阻止系统性硬皮病的进展,现主要用于炎症性肌病、间质性肺病变的炎变期、心包积液及心肌病变发生时。Steigerwald 1979 年对历史文献进行回顾后,将激素对系统性硬皮病的疗效归纳为四点:第一,对骨骼肌症状的减轻有效。第二,对水肿期皮损有效。第三,对内脏病变无效。第四,没有足够证据表明激素能促发肾脏或其他内脏病变。有学者 1985 年报道用大剂量激素治疗 6 例伴有大量心包积液的系统性硬皮病中 4 例经远期随访皆显效。

3.免疫抑制剂

患者发病早期有突出的细胞和体液免疫异常。但一项对照研究显示,苯丁酸氮芥的疗效与安慰剂相似。一项长达 23 个月的对硫唑嘌呤的研究,也未得出有效的结论。一项 6 个月对氟尿嘧啶的研究,也未证实有效。环孢素的研究提示,其对减轻皮损有效,但若用量过大,引起肾脏中毒等不良反应的概率较大。

4.抗纤维素药物

(1)青霉胺:是治疗本病最常用的药物,在原胶原转变为胶原的过程中,需要单胺氧化酶的作用使胶原聚合和交叉联结,青霉胺能络合该酶中的铜离子,从而抑制新胶原的成熟。能激活胶原酶,使已成熟的胶原降解,减少可溶性胶原向不溶性胶原转化。一项大型的回顾性研究显示,如用量大,维持时间久,可改善皮损,并可减少内脏器官,尤其是肾脏受累的概率,与接受其他治疗的对照组相比,可改善患者的生存率。另外两项回顾性研究显示青霉胺的剂量较大,不良反应大,有些患者难以耐受,常见不良反应为发热、厌食、恶心、呕吐、口腔溃疡、味觉异常、皮疹,白细胞和血小板减少,蛋白尿、血尿等,不良反应发生率为 30%。而且能加重氯喹、金制剂、保泰松等对造血系统的不良反应。国内有学者 1980 年用小剂量青霉胺缓慢递增给药治疗 52 例系统性硬皮病患者,从每日 0.125g 开始,每隔 2～4 周增加 0.125g/d,至 0.75g/d,不再增加,持续用药 1～3 年,取得明显效果,严重不良反应明显减少。1999 年,Clements 等对 134 例病程短于 18 个月的系统性硬皮病患者所做的一项长达 2 年的多中心、随机双盲临床对照试验显示,隔日口服 0.125g 青霉胺的疗效与每日口服 0.75～1g 相似,两组患者死亡和肾衰竭的发生率无显著差异。

（2）秋水仙碱：本药能与细胞核中的微管结合，破坏微管的转运，使成纤维内原胶原蓄积，阻止原胶原转变为胶原。本药能使胶原的活力增加，阻止胶原的堆积。口服剂量每日 0.5～1.5mg，连服 3 个月至数年，应注意药物的不良反应（监测肝肾功能及血常规）。

（3）丹参注射液 20mL＋5％葡萄糖注射液 500mL 或低分子右旋糖酐 400mL 静脉滴注，每日 1 次，连续静脉滴注 3～4 周。

（4）中药：复春片（脉管炎片），6～8 片/次，每日 2～3 次，3 个月 1 个疗程。

（5）雷公藤多苷：如尿蛋白阳性，可每次加服 10～20mg，每日 3 次。

5.血管扩张剂

硬皮病，尤其是系统性硬皮病，血管痉挛和血管病变导致组织缺血，从而促进组织纤维化，因此控制雷诺现象是十分重要的。除丹参注射液静脉点滴外，也可加硝苯地平 5～10mg，每日 3 次。地尔硫草、哌唑嗪对雷诺现象多数奏效。

但一项对照研究显示血管扩张剂卡托普利、酮色林，以及阿司匹林、双嘧达莫合用，对皮肤硬化及内脏损害均无明显疗效。

6.增加血氧分压疗法

我们观察到，在低氧状态下，无论是系统性硬皮病，或郁积性皮炎的郁积性皮下硬化症，或聚合性痤疮时的瘢痕，由于局部组织处于缺氧或低氧状态，可以促使患者的皮肤纤维细胞增殖加快。同样，如果系统性硬皮病患者，尤其是病情较重者，血氧分压低的时候，低氧可能会加重患者的皮肤硬化，甚至促进肺间质性肺炎的加重。国内外文献报道，采用高压氧舱等疗法，治疗系统性硬皮病有效。国内采用普特巴治疗系统性硬皮病有较好的疗效，成人剂量为 4g，每日 3 次。由于单胺氧化酶（MAO）活性降低，可使组织纤维化加重，该酶维持其正常的功能需要足够的氧，而普特巴增加组织对氧的摄取，故能增加单胺氧化酶的活性，从而对组织纤维化有治疗作用。因此，合并间质性肺炎的系统性硬皮病患者吸氧或高压氧舱治疗对皮肤症状和肺症状改善均有效。

六、中医辨证施治

硬皮病在中医学中称为"皮痹"，赵炳南称之为"皮痹疽"，其病因病机多为脾肾阳虚，卫外不固，风寒之邪乘隙外侵，阻于皮肤肌肉，以致经络阻隔，气血凝滞，营卫不和，痹塞不通，故名。对于痹证，《杂病源流犀浊•诸痹源流》曰："痹者，闭也。三气杂至，壅蔽经络，血气不行，不能随时祛散，故久而为痹。"《类证治载•痹证》："诸痹……良由营卫先虚，腠理不密，风寒湿乘虚内袭。正气为邪所阻，不能宣行，因而留滞,气血凝涩,久而成痹。"《素问·痹论》曰:"痹在于骨则重,在于脉则血凝而不流,在于筋则屈伸不利,在于肉则不仁,在于皮则寒。"

(一)病因病机

硬皮病早期多由于不慎外感寒邪,腠理闭塞,卫气郁滞,肺气不宣,不能荣养皮毛;寒为阴邪,易伤阳气,阳虚则寒;寒性凝滞,经脉气血为寒邪所凝闭,阻滞不通,不通则痛;血得寒则凝,气血运行不畅,瘀血内生;寒性收引,可使腠理、经络、筋脉收缩而挛急,皮失所养(包括氧气和营养),皮损变硬。加之患者素体脾肾阳虚,肾为先天之本,各脏腑阴阳之根,生命之源,其温养脏腑组织,须靠脾的供养,若脾阳虚衰,运化无力,不能化生精微以养肾,导致肾阳不足,若肾阳先虚,火不生土,不能温煦脾阳,或肾虚水泛,土不能制水而反为所克,均促使脾阳受伤,两者相互影响,促成脾肾阳虚之本。脾失健运,运化失司,水谷精微不能上濡于肺,气血运行不畅,瘀血内生,经络收缩,肺失所养,日久形成肺间质病变。

(二)辨证论治

硬皮病的辨证,应首辨虚实、表里、寒热,早期多病位较浅,后期应多用脏腑辨证。临床上可分以下几型。

1.寒凝经脉型

相当于局限性硬皮病初期和系统性硬皮病的水肿期或有雷诺现象的早期,肢端青紫苍白,遇寒加剧,皮纹消失,水肿,呈非凹陷性水肿,皮损感觉刺痛或麻木,发胀,关节痛,舌质淡红,苔白,脉濡或紧。

治法:温经散寒,调和营卫,通络。

方药:阳和汤合当归四逆汤加减。

炙麻黄9g,熟地黄15g,白芥子9g,炮姜9g,当归9g,桂枝9g,赤芍9g,白芍9g,丹参15g,羌活9g,僵蚕9g,甘草3g,细辛3g。

2.寒凝血瘀型

相当局限性硬皮病后期和系统性硬皮病的中期(硬化期),四肢板硬,麻木不仁,可有毛细血管扩张,肌肤甲错,毛发干枯脱落,肢端发绀,面色晦黯,口干不欲饮,月经不调,舌质紫黯,脉细涩。

治法:温阳散寒,活血通络。

方药:桃红四物汤加减。

桃仁9g,红花9g,当归9g,赤芍9g,生地30g,丹参15g,桂枝9g,三棱9g,鸡血藤30g,八月札15g,益母草9g。

若患者伴有雷诺现象,畏寒肢冷,面色㿠白,腰酸膝软,进食困难,舌质淡红,舌体胖嫩,苔白,脉沉细无力,此为系统性硬皮病,以气滞血瘀为标证,脾肾阳虚为本,需标本同治。

治法:健脾温肾,佐以活血。

方药:附子 6g,肉桂 0.9～3g,白芥子 9g,熟地 15g,麻黄 6g,鹿角胶 10g,黄芪 15g,白术 15g,茯苓 10g,鸡血藤 30g,僵蚕 10g,党参 15g,木香 10g。

若伴关节痛加秦艽 10g,羌活 5g,独活 4.5g,威灵仙 10g;纳差加陈皮 10g,砂仁 6g,蔻仁 4g,鸡内金 3g,半夏 10g;腹胀加枳壳 10g,厚朴 10g;雷诺现象加桂枝 10g,归尾 10g,红花 10g,鸡血藤 15g,莪术 10g,姜黄 10g;腰痛加独活 4.5g,桑寄生 10g,防风 10g,威灵仙 10g,秦艽 10g,鸡血藤 15g,伸筋草 10g,桑枝 10g。

3.脾肾阳虚型

周身皮肤板硬,手足尤甚,面少表情,眼睑不合,口唇缩小,舌短难伸,伴有畏寒肢冷,面色白,便溏溺清,腰膝酸软,女性月经不调,男子滑精阳痿,纳食不振,舌质淡红,苔薄白,脉濡弱。

治法:温肾阳,补气血,活血通络。

方药:圣愈汤和二仙汤加减。

黄芪 15g,白术 10g,当归 10g,赤芍 10g,白芍 10g,丹参 15g,桃红 10g,红花 10g,仙茅 10g,仙灵脾 10g,鹿角胶 10g,肉桂 0.9～3g,附子 6g。

4.肺脾气虚型

临床可见患者周身皮肤板硬,或皮肤干枯、萎缩,伴有面色萎黄,倦怠乏力,纳食不振,胸闷气短,腹胀便溏,胃脘满闷,舌质淡红,苔白,脉细弱。

治法:甘温扶脾,兼滋肺阴。

方药:四君子汤加减。

生黄芪 15g,白术 10g,茯苓 10g,天冬 10g,麦冬 10g,花粉 10g,党参 10g,桂枝 10g,白芥子 10g,伸筋草 15g,山药 10g。

第七章 超敏反应性皮肤病

第一节 湿疹

湿疹是指皮肤由于外界和内在的各种因素引起的一组过敏性、炎症性皮肤病，特点为皮损多形性，明显渗出倾向，瘙痒剧烈，且病情反复发作，容易慢性化，往往多年不愈。中医统称为"湿疮"，根据其症状及发病部位、年龄不同，名称各异，如"浸淫疮"相当于泛发性湿疹；"旋耳疮"相当于耳廓湿疹；"绣球风"相当于阴囊湿疹；"胎癣"相当于婴儿湿疹等。

一、病因及发病机制

湿疹由多因素致病，发病原因非常复杂，患者可有多种过敏因素，由于致敏因素较多，往往不易查清，有些对食物中的鱼、虾、牛肉过敏，有些对吸入空气中的花粉、尘螨、羊毛、羽毛过敏。有些因内分泌及代谢障碍、慢性感染病灶而引起，如患有慢性胆囊炎、扁桃体炎、齿龈炎、肠寄生虫病等均有一定的致病作用，遗传因素也起着至关重要的作用。久病之后，诱发本病的复发和促使皮损加重的原因已经不仅仅局限于原始的致病因素，某些非致病性因素亦可以上升为主要的发病原因，其中某些物理性因素和神经精神因素，如局部的搔抓刺激、寒冷或湿热的环境以及精神刺激等，均可以诱发湿疹或者使原有病情加重。

湿疹的发病机制可能与Ⅰ型速发型变态反应和Ⅳ型迟发型变态反应有关。在Ⅰ型变态反应中，由于机体接触变应原如尘螨、花粉等致敏物质，刺激机体表皮的朗汉斯细胞，朗汉斯细胞具有高亲和力的 IgE 受体，产生 IgE 抗体，并吸附在细胞表面，使机体处于致敏状态。当抗原再次进入机体后，与细胞表面的 IgE 抗体结合，发生Ⅰ型变态反应，引起湿疹样皮肤损害。

在Ⅳ型迟发型变态反应中，T 淋巴细胞介导的细胞免疫起着重要作用。本型变态反应的发病机制是由于 T 淋巴细胞受到抗原刺激后转化为致敏的淋巴细胞，产生临床症状。致敏的 T 细胞主要有 CD4$^+$ 和 CD8$^+$ 两个亚群，分别称为辅助性 T

细胞和抑制性 T 细胞。CD4$^+$ T 细胞与相应变应原再次接触时,细胞活化释放出一系列淋巴因子,而 CD8$^+$ T 细胞则能直接杀伤携带有变应原的靶细胞。各种炎症细胞和活化因子一起引起血管扩张,使血管壁的通透性增强,形成湿疹样改变。

湿疹虽然是由复杂的内外激发因子相互作用所引起的变态反应,但又受身体情况及环境条件的影响,湿疹患者普遍存在细胞免疫功能相对紊乱,例如患者有时不能耐受生活和工作中的许多无害刺激,如某些食物可使湿疹加重。患者的敏感性很强,斑贴试验可以对许多物质发生阳性反应,除去某些致敏因子,病变也不会很快消失。但也有患者通过自身锻炼、改变环境等使机体的反应性发生变化,再接受以往诱发湿疹的各种刺激,可不再发生湿疹,这些都说明湿疹发病机制的复杂性。

二、临床表现

(一)根据皮损表现以及病程分型

1.急性湿疹

初发的皮肤损害为多数集簇的点状红斑及针尖至粟粒大小的丘疹和丘疱疹,密集成片,基底潮红,有轻度肿胀,边界弥漫不清。自觉症状为剧烈瘙痒,有灼痛。由于搔抓或摩擦后,皮疹很快变成小水疱,皮损继续发展时,小水疱可以融合而形成较大的水疱,疱壁溃破后形成点状糜烂及结痂。常因外界刺激或热水洗烫,造成糜烂面进一步向皮损周围扩散,疱壁容易破裂形成湿润的糜烂面,并有大量的珠状渗出液,其干燥后形成浆痂,皮损中心往往比较重,逐渐向外蔓延,周围常常散在有丘疹及丘疱疹,边界不清,并可以移行于正常的皮肤之中。若合并感染时则出现脓疱疹或脓性渗出液以及污黄色痂屑,也可以引起局部淋巴结发炎。在急性期,皮损可以发生于身体的任何部位,常见于头、面、耳后、乳房、四肢远端及阴部等处,多呈局限性,常对称分布。若处理得当,去除继发因素,一般经过 2～3 周,红斑和渗出减轻,出现脱屑,皮损趋于痊愈。如处理不当,如饮酒、搔抓、热水及肥皂烫洗等均可使皮损加重,痒感增剧,病程延长,容易发展成为亚急性或者慢性湿疹。

2.亚急性湿疹

介于急性和慢性湿疹之间的过渡状态,多由急性湿疹治疗不及时变化而来。当急性湿疹的红肿、渗出等急性炎症减轻后,可出现此型皮损。一般炎症比较轻,以小丘疹为主,兼有少数丘疱疹、小水疱,或有轻度浸润、糜烂渗出,自觉剧烈瘙痒。若处理得当,数周内可痊愈,治疗不及时或处理不当,可以转化为慢性湿疹或再次急性发作。

3.慢性湿疹

多由急性、亚急性湿疹反复发作,缠绵不愈,转化而来,也有患者一发病即表现为慢性湿疹样皮损。皮肤损害形态不一,常常因为发病部位不同而表现为不同的皮疹。主要病变为患处皮肤干燥粗糙、脱屑结痂、浸润肥厚、呈苔藓样变和皲裂,皮疹颜色为黯红色或者淡褐色,有少量鳞屑、点状渗出、抓痕血痂,病程日久则出现色素沉着,或者有色素脱失。皮损多表现为局限性损害,瘙痒较剧烈或者呈阵发性,遇热或入睡时瘙痒尤为严重。若过度搔抓刺激,在慢性皮损上亦可发生丘疱疹或水疱,由于搔抓而形成渗出糜烂面,消退后又表现为肥厚性皮损。如此反复发作,病程可迁延数月或数年,经久不愈。

(二)按皮损部位分型

湿疹可以发生于皮肤的任何部位,某些局部的湿疹常由特定的环境或局部刺激所导致。

1.头部湿疹

皮损表现多为急性渗出性,由于头皮瘙痒不止或皮脂溢出而过度搔抓、烫洗,引起湿疹样改变。初发皮疹可以局限于头皮的几个部位,出现红色丘疱疹,自觉瘙痒,抓之则渗出、糜烂、结痂,头发黏腻成团,若继续发展则延及大片头皮,甚至蔓延至面颈部位,常容易引起继发感染,颈部淋巴结肿大疼痛。

2.耳部湿疹

多发生于耳后皱褶处,皮损表现为鳞屑性红斑,出现渗出及糜烂面,伴有结痂及皲裂。常双侧对称分布,有时带有脂溢性。外耳道湿疹常常由于局部继发真菌或者细菌而引起,出现黄色分泌物,伴有瘙痒和疼痛,周围淋巴结肿大。

3.口周湿疹

好发于小儿和青年人,表现为口唇周围的皮肤出现一圈红斑,皮损干燥而瘙痒,覆有糠秕状脱屑以及小的裂纹,边界清楚。小儿常有用舌头舔口唇四周的不良习惯。

4.乳房湿疹

主要发生于乳头和乳晕部位,多见于哺乳期妇女,由于婴儿吮吸乳头引起,皮损色红浸润,边界清晰,乳头肿胀、糜烂结痂、瘙痒剧烈,伴有皲裂时疼痛明显。一般停止哺乳多可以自愈。非哺乳而导致的乳房湿疹也不少见。

5.脐窝湿疹

脐窝部位容易藏污纳垢而刺激局部皮肤,继而发生湿疹。皮损表现为鲜红色或黯红色斑,表面湿润,渗出结痂明显,边缘清楚,多局限于脐窝内,很少波及周边皮肤。自觉瘙痒明显,不易治愈。

6.肛门湿疹

儿童常由于寄生虫、蛲虫而引起,成年人多由于素有肛门疾患,如痔疮、肛瘘及肛裂等导致局部瘙痒,经常搔抓刺激以及过度擦洗而引起。局部皮损潮湿,浸润肥厚,甚至皲裂,奇痒难忍,入夜尤甚,皮损经年不愈。

7.阴囊湿疹

本型为湿疹中比较常见的一种,精神因素以及局部刺激均可以导致阴囊湿疹,多局限于阴囊皮肤,也可延及肛门周围以及阴茎部位。急性期可见阴囊皮肤水肿糜烂,渗出结痂;慢性期则见阴囊皮肤皱褶加深增宽呈橘皮样外观,浸润肥厚而干燥,其上覆以薄层鳞屑,色素加深。常因瘙痒无度而搔抓不止。病情呈慢性经过,经久不愈。

8.女阴湿疹

为女性常见的一种湿疹,多因为妇科疾病如阴道炎或附件炎的白带刺激,或由于月经期使用卫生巾等物品使局部产生过敏反应而引起。病变累及两侧大小阴唇及其周围皮肤,急性期患处潮红糜烂,水肿渗出;慢性期皮损浸润肥厚,奇痒难忍,夜间尤为明显,影响睡眠。由于经常搔抓,皮损处呈现苔藓样变,并可以激发色素减退,容易被误诊为女阴白斑,应予以鉴别。

9.手部湿疹

由于双手接触物品最广,所以手部湿疹比较多见,大约占湿疹的1/3。好发年龄为30～50岁,皮损可以呈亚急性经过,但多为病程较长的慢性顽固性湿疹。好发于手掌、手背、指背以及指端掌面,对称分布。多表现为边界不清的小片状皮损,浸润肥厚,干燥脱屑,冬季容易发生皲裂,甲周的皮肤多肿胀,指甲可以变得凹凸不平。手掌部位的皮损多为肥厚角化性斑片,表面粗糙。若急性发作时亦可出现水疱和红斑。伴有瘙痒,顽固难愈。

10.小腿湿疹

是一种比较常见的湿疹,多由于小腿静脉曲张而导致下肢血液循环障碍而引起。皮损多发生于小腿下部内侧或伸侧,呈现片状、局限性的密集丘疹、丘疱疹,颜色黯红或黯紫,可有渗出、糜烂和结痂,日久则皮肤变厚,继发苔藓样变,色素沉着。由于患处的皮下组织少,血液回流不畅,容易形成局部溃疡而经年不愈。

三、组织病理

1.急性湿疹

皮肤组织病理改变主要为轻度表皮细胞间水肿和细胞内水肿,明显者可见弥漫性海绵形成,表皮内水疱形成。浅层血管周围淋巴组织细胞浸润,可见数量不等的嗜酸性粒细胞浸润。真皮乳头水肿,可见血管内红细胞外溢,若炎症剧烈,血管外渗有较多红细胞进入表皮,形成血疱。皮损继发感染时,在真皮浅层及疱液内可见到以中性粒细胞为主的浸润。

2.亚急性湿疹

皮肤组织病理改变表现为角质层轻度增生,中等程度的棘层肥厚,有不同程度的灶性角化不全,可见均一红染物质及炎性细胞,海绵形成、细胞内水肿,常有局灶性海绵型水疱,浅层血管周围炎症浸润,包括淋巴细胞、组织细胞、浆细胞以及嗜酸性粒细胞,真皮乳头水肿,胶原纤维增粗红染。

3.慢性湿疹

皮肤组织病理改变为表皮角化过度和局限性角化不全,在角化不全下方的颗粒层减少或消失,棘层中等程度或明显肥厚,表皮突延长,轻度海绵水肿,真皮乳头层不同程度增厚。炎症浸润一般分布于真皮上部的血管周围,可见淋巴细胞浸润,间有嗜黑色素细胞及嗜酸性粒细胞。

四、诊断及鉴别诊断

根据湿疹的典型症状即皮损形态多形性,对称分布,急性期渗出明显,慢性期皮损浸润肥厚,常伴有剧烈瘙痒,病程较长,易于反复发作等不难诊断。但需要与以下疾病相鉴别。

1.接触性皮炎

皮损与急性湿疹相似,但有明确的接触史,皮损局限于接触部位或暴露部位,从红斑到大疱,皮损比较单一,边界清楚,病程比较短,病因去除后很容易治愈。

2.神经性皮炎

与慢性湿疹相似,但有好发部位,如颈部、双肘和骶尾部,皮损为成群粟粒至米粒大小圆形或多角形扁平丘疹,无渗出史,日久皮疹逐渐融合成斑片,表面肥厚,苔藓样变。自觉阵发性剧烈瘙痒,夜间尤甚,病情呈慢性经过。与性格及精神因素关系密切。

3.手足癣

与手足湿疹相似,可以表现为水疱、脱屑等,但手足癣患者多为成年人,常单侧手足发病,皮损边界清晰,真菌检查阳性。一般夏天潮湿季节发作,冬季减轻或者症状消失。

五、西医治疗

（一）一般防治

积极寻找并尽可能避免患者的发病诱因，隔绝过敏原。注意饮食，尽量避免外界的不良刺激，保持皮肤清洁，防止皮肤感染。

对因治疗：帮助患者尽可能地找出发病原因，对症治疗。

精神疗法：帮助患者寻找发病规律，解除顾虑，建立战胜疾病的信心。

（二）内用疗法

1.抗组胺药

常用药有氯苯那敏、赛庚啶、氯雷他定、西替利嗪等，本类药物具有脱敏止痒作用，若患者症状明显可选用两种药物联合使用或者交替使用，可以增强疗效。

2.非特异性脱敏剂

急性或者亚急性湿疹可加用非特异性脱敏剂，如静脉注射 10％葡萄糖酸钙、10％硫代硫酸钠，或静脉注射维生素 C 1～2g，每日 1 次。

3.抗生素

伴有严重的继发感染者，应配合使用有效的抗生素。

4.皮质类固醇激素

病情严重，使用治疗湿疹的一般疗法不能控制者，可适当使用皮质类固醇激素，但是停药以后容易复发，长期应用可导致诸多不良反应。

（三）外用疗法

根据不同病期的皮损表现，对症治疗，以温和、无刺激性为原则，选用不同的药物和剂型。急性渗出性皮损用冷湿敷方法；急性期以丘疹、红斑和水疱为主而无明显渗液者可选用炉甘石洗剂、氧化锌油；伴有继发感染时可加用抗生素软膏。亚急性阶段的皮损，可选用 3％～5％的糠馏油、黑豆馏油软膏或各种皮质类固醇激素软膏。慢性湿疹可根据皮损的肥厚和干燥程度，使用不同浓度的软膏、焦油类制剂，如皮质类固醇激素软膏、糠馏油、黑豆馏油等。

六、中医辨证施治

1.湿热内蕴证

起病急，皮肤起红斑水疱，焮热作痒，滋水浸淫，或糜烂结痂。身热、心烦、口渴，大便干燥，小便黄赤。舌质红，苔黄腻，脉滑数或濡滑。见于急性湿疹、接触性皮炎、自身敏感性湿疹。

治法:利湿清热。

方药:龙胆泻肝汤加减。常用药有龙胆草、黄芩、生栀子、白鲜皮、白术、泽泻、柴胡、苦参、甘草。出现脓疱加银花、连翘,大便偏干加制大黄。

2.血热风盛证

身起红粟(以红丘疹为主),搔破出血,渗水不多,剧烈瘙痒,可见搔痕累累,尤以夜间为甚。舌质红,苔薄白或薄黄,脉弦带数。此种类型,是热重于湿,以血热为主。

治法:凉血消风为主,除湿清热为辅。

方药:皮癣汤加减。常用药有生地、丹皮、赤芍、黄芩、苦参、地肤子、白鲜皮、丹参、生甘草。

3.脾虚湿盛证

身体多发丘疱疹,颜色黯淡,渗液清稀,或有淡黄色结痂,或以结痂浸润的斑片为主,反复不愈。伴有脘腹胀满,纳呆便溏,口中黏腻。舌质淡,苔白腻,脉濡缓或滑。本型多见于异位性皮炎、婴儿湿疹、亚急性湿疹等。

治法:健脾除湿。

方药:以除湿胃苓汤加减。常用药物有苍术、陈皮、茯苓、泽泻、六一散、白鲜皮。胃纳不佳加藿香、佩兰芳香化浊;腹胀加川厚朴、大腹皮。

4.气阴两伤证

皮损呈浸润肥厚性斑片,色泽黯淡,瘙痒不止,肌肤干燥、粗糙、抓痕累累,皮损迁延日久,不易消退。可伴有面色㿠白,口干思饮,舌淡或红,舌苔少或光,脉细弱。本型多见于异位性皮炎、慢性湿疹等。

治法:滋阴除湿。

方药:常用药物有生地、元参、当归、丹参、玉竹、何首乌、茯苓、泽泻、白鲜皮、蛇床子。本法用于久治不愈的慢性湿疹以及慢性阴囊湿疹疗效较好。

5.气血瘀滞证

皮损色黯肥厚、色素沉着,甚则肌肤甲错,皮损时轻时重,反复不愈,伴有面色晦黯,女子月经不调,经期腹痛。舌质黯或有瘀斑,脉细涩。本型多见于慢性荨麻疹、异位性皮炎、慢性湿疹等。

治法:活血化瘀祛风。

方药:生熟地黄、当归、赤白芍、玄参、川芎、红花、桃仁、白蒺藜。夜间痒甚、失眠多梦加夜交藤、五味子、珍珠母等。

七、调护

（1）尽量避免外界刺激物和局部刺激，不搔抓，不用热水及肥皂烫洗。

（2）不饮酒及浓茶、咖啡。不食辛辣炙煿及其他刺激性食物。

（3）在皮炎湿疹的发作期，忌食黄鱼、海虾、海鲜等容易引起过敏的食物。

第二节　荨麻疹

荨麻疹的皮损表现为风团，此起彼伏，单一风团多在 24h 内消退，消退后不留任何痕迹。如果单一风团超过 24h，又无虫咬史，则可能为荨麻疹血管炎。一般无全身症状，常见症状为瘙痒，严重时可有低血压、呼吸困难及过敏性休克样反应。

一、病因

荨麻疹的病因复杂，大多数患者找不到确切的原因，常见的病因如下。

（一）食物

以鱼虾、螃蟹、蛋类最常见，其次是某些肉类和某些植物食品如蘑菇、草莓、可可、番茄或大蒜，以及食物添加剂如苯甲酸、酒石酸、柠檬酸、水杨酸、胭脂红。

有些食物引起荨麻疹属于变态反应。但有些食物，如不新鲜食物腐败分解为肽类、碱性多肽类是组胺释放物。蛋白类食物在彻底消化前，以胨或肽形式被吸收，可引起荨麻疹。

（二）药物

引起变态反应导致本病的药物，常见的有青霉素、血清制剂、各种疫苗、呋喃唑酮、避孕药（黄体酮）、磺胺等。也有些药物为组胺释放剂，诱导肥大细胞脱颗粒释放组胺，如阿司匹林、吗啡、奎宁、肼苯达嗪等。

（三）感染

包括病毒、细菌、真菌、寄生虫等，最常见的是引起上呼吸道感染的病毒和金黄色葡萄球菌。其次是肝炎病毒（尤其是乙肝病毒）、幽门螺杆菌。慢性感染病灶如鼻窦炎、扁桃体炎、慢性中耳炎等与荨麻疹的关系不易简单确定，需要进一步临床研究加以证实。

（四）物理因素

寒冷、日光、摩擦、压力等可以引起荨麻疹，其中皮肤划痕症，就是机体遭受机械刺激，产生明显的 Lewis 反应，寒冷性荨麻疹与患者体内有异常的冷球蛋白有关。

(五)吸入过敏原

呼吸道吸入物如花粉、粉尘、尘螨、动物皮屑、羽毛、真菌孢子、气溶剂、甲醛,可引起荨麻疹。

接触过敏原如荨麻、桂皮醛、苯丙烯酸、山梨醇、吐温 80、化合物 48/80、拉伯醇、昆虫叮咬、毒毛虫可引起荨麻疹。

(六)精神因素

精神紧张、热饮、运动诱发乙酰胆碱分泌,可引起荨麻疹症状加剧。

(七)内脏和全身性疾病

如风湿热、类风湿关节炎、系统性红斑狼疮、恶性肿瘤、传染性单核细胞增多症、甲状腺炎可以成为荨麻疹尤其是慢性荨麻疹的发病原因。

二、发病机制

有变态反应和非变态反应两种。

(一)变态反应

多数为Ⅰ型变态反应,少数为Ⅱ型或Ⅲ型变态反应。

(1)Ⅰ型变态反应引起荨麻疹的机制为变应原使体内产生 IgE 抗体,特异性 IgE 抗体与血管周围肥大细胞和血液循环中嗜碱性粒细胞相结合。当该变应原再次进入体内,与肥大细胞表面 IgE 抗体特异性结合,促使肥大细胞脱颗粒和释放一系列化学介质。引起本病的化学介质主要是组胺,其次是激肽,特别是缓激肽、慢反应物质,这些介质引起血管通透性增加,毛细血管扩张,平滑肌收缩和腺体分泌增加,从而产生皮肤、黏膜、消化道和呼吸道等一系列症状。抗高亲和力 IgE 受体自身抗体 FceRIa 经 IgE 受体激活肥大细胞产生自身免疫性荨麻疹。

(2)Ⅱ型变态反应性荨麻疹如输血反应,多见于选择性 IgA 缺乏患者,当这些患者接受输血后,产生 IgE 抗体,再输入血液后即形成免疫复合物,激活补体,产生过敏毒素及各种炎症反应介质,引起红细胞破碎及过敏性休克和荨麻疹。

(3)Ⅲ型变态反应引起的荨麻疹样损害称荨麻疹血管炎,风团超过 24h,属血管炎。

(二)非变态反应

由某些物质进入体内使补体激活或直接刺激肥大细胞释放组胺、激肽等引起。

1.药物

如阿托品、箭毒、吗啡、奎宁、阿司匹林、毛果芸香碱、罂粟碱、多黏菌素 B、可待因、可卡因等，或某些简单化合物如胺、脒的衍生物、吐温 80 等。

2.毒素

如蛇毒、细菌毒素、海蜇毒素、昆虫毒素等。

3.食物

如水生贝壳类动物、龙虾、蘑菇、草莓等。

三、临床表现

荨麻疹为常见病，15％～20％的人一生中至少发生过一次，根据病程，分为急性和慢性两类。前者在短期内能痊愈，后者则反复发作达数月至数年。

（一）急性荨麻疹

起病常较急，皮肤突然发痒，出现大小不等的红色风团，呈圆形、椭圆形，开始时孤立或散在，逐渐扩大，融合成片，微血管内血清渗出急剧时，压迫管壁，风团呈苍白色，皮肤凹凸不平，呈橘皮样，数小时内水肿减轻，风团变成红斑后逐渐消退，风团持续时间一般不超过 24h，但新的风团此起彼伏，不断发生。病情严重时可伴有心悸、烦躁、恶心、呕吐，甚至血压降低等过敏性休克样症状，部分可因胃肠黏膜水肿出现腹痛，剧烈时疑似急腹症，也可发生腹泻，乃至里急后重及黏液稀便。累及气管、喉头黏膜时，可出现胸闷、憋气、呼吸困难症状，甚至窒息。

（二）慢性荨麻疹

全身症状一般较轻，风团时多时少，反复发生，常达数月至数年之久，有的有时间性，如晨起或临睡前加重，有的则无一定规律，大多数患者找不到病因，一般超过 2 个月属于慢性荨麻疹。

20％～60％慢性荨麻疹患者血清中存在组胺释放活性物质。Hide 检测了慢性荨麻疹患者的血清，其中存在抗高亲和力 IgE 受体（简称 FceRIa）的 IgG 类自身抗体，FceRIa 是一个异四聚体，一条 α 链，一条 β 链，两条 γ 链，α 链胞外段可特异性结合 IgE。抗 IgE 受体 FceRIa 有 IgG_1 和 IgG_3 两类型，当该抗体与 FceRIa 结合后，可以直接桥连该受体，激活细胞跨膜信号传导，使肥大细胞和嗜碱性粒细胞脱颗粒产生风团。

抗 FceRIa 自身抗体依赖于游离的 IgE 受体，而与嗜碱性粒细胞表面 IgE 关系不大。

Leznoff 在 140 例慢性荨麻疹患者中发现，17 例（占 12.1％）抗甲状腺微粒抗体滴度升高（正常人对照组为 5.6％），其中 9 例有甲状腺肿或甲状腺功能紊乱，提示慢性荨麻疹或血管性水肿与甲状腺免疫功能有关。

一些慢性荨麻疹女性患者,经期前或经期周期性出现风团,是由于患者对月经后期内源性黄体酮产生了自身抗体。

(三)特殊类型的荨麻疹

1.皮肤划痕症

又称人工性荨麻疹。用手搔抓或用钝器划过皮肤后,沿划痕发生堤状隆起,伴瘙痒,不久即消退,可单独发生或与荨麻疹伴发。

2.寒冷性荨麻疹

可分为两种:一种为家族性寒冷性荨麻疹,较少见,于出生后不久或早年发病,终身反复不止;另一种为后天获得性,较常见,接触冷风、冷水后,或暴露于寒冷环境中,于接触部位发生风团或血管性水肿,严重时可以出现手麻、唇肿、胸闷、腹痛、腹泻、晕厥甚至休克等。有时进食冷饮可引起口腔及喉头水肿,被动转移试验可以阳性,冰块试验可以在局部诱发风团。

寒冷性荨麻疹可为某些疾病的症状之一,如冷球蛋白血症、阵发性寒冷性血红蛋白尿症、冷纤维蛋白原血症。

3.胆碱能性荨麻疹

多见于青年人,由于运动、受热、情绪紧张、出汗使胆碱能神经发生冲动释放乙酰胆碱,乙酰胆碱能释放 ATP 介质,两者均可引起肥大细胞脱颗粒释放组胺,引起风团。这种风团小,仅 2～3mm 风团,周围有 1～2mm 红晕,风团不互相融合,一般发作快,仅数分钟出现,0.5～1h 消退。自觉有剧痒,有时仅有剧痒而没有皮疹,偶尔伴发乙酰胆碱的全身反应,如流涎、头痛、脉缓、瞳孔缩小,以及痉挛性腹痛、腹泻、哮喘等,头晕严重者可致晕厥,病程一般经数年后好转。1：5000 乙酰胆碱作皮肤划痕,可出现星状小风团。

4.日光性荨麻疹

较少见,由中波及长波紫外线或可见光引起,以 300nm 左右紫外线最敏感,对280～320nm 紫外线过敏者,被动转移试验可呈阳性,风团发生于暴露部位的皮肤,有瘙痒和针刺感,有时透过玻璃的日光也可诱发,严重时可有全身反应如畏寒、乏力、晕厥、痉挛性腹痛等。其中由 280～320nm 紫外线引起的荨麻疹多见,其发病机制为过敏反应,而其他波段紫外线引起的荨麻疹,原因不明。

5.压迫性荨麻疹

皮肤受压后 4～6h,局部肿胀,累及真皮及皮下组织,持续 8～12h 消退,常见于行走后的足底部和受压迫的臀部皮肤。本病好发于年轻人,男性占65％～80％。有些患者是对食物中的蛋白过敏,饮食中去除过敏原后,临床症状明显减轻。

6.水源性荨麻疹

罕见,皮肤接触水半小时后,出现毛囊周围针头大小风团,可累及颈、上肢、躯干等,发病机制可能为水与皮肤结合后产生一种毒性物质或产生表皮的水溶性抗原,引起过敏反应,导致毛周肥大细胞脱颗粒所致。可见血清组胺增高,组织病理可见肥大细胞脱颗粒,但患者作被动转移试验常阴性。

7.血清病型荨麻疹

在异体血清如破伤风血清、白喉血清、抗蛇毒血清、抗狂犬病血清及药物(如青霉素、呋喃唑酮)、感染性疾病(如乙肝病毒等)的抗原刺激7~20d后起病。起病急,有发热、关节痛、淋巴肿大,70%患者有荨麻疹,并且常合并肾炎、血尿、蛋白尿、管型尿、哮喘、慢性阻塞性肺气肿、葡萄膜炎、恶心呕吐、腹痛腹泻、视神经炎、肌炎、癫痫、心肌炎、血小板减少等。

8.食物依赖运动激发性过敏反应(FEIAn)

食用有关食物后,进行运动会发生过敏反应如荨麻疹。发病机制为:患者体内特异性 IgE 增高,运动后血液 pH 下降(肥大细胞脱颗粒的最适宜 pH 约为 7.0),运动可导致胃肠黏膜活性或屏障功能改变,使肠道更容易吸收过敏原,引起食物过敏,其表现为皮肤潮红,全身泛发性大风团(直径 10~15mm),血管性水肿,呼吸困难,可有腹痛、心动过速,严重者可出现过敏性休克或室颤。

常见致病食物有贝壳类水生物、西红柿、葡萄、乳制品(如奶酪、牛奶)、芹菜、小麦、花生、榛子等,其中小麦(麦角蛋白)被认为是最重要的过敏原,在日本则多由虾引起。

9.接触性荨麻疹

接触性荨麻疹根据病因可分为过敏性或非过敏性两型。

过敏性接触性荨麻疹的过敏原有肉、鱼、贝类、动物毛、皮屑、唾液、粉尘、精油、野菜、药物。

非过敏性接触性荨麻疹接触物有安息香酸、二甲亚砜、48/80 复合物、药物、食品、毛虫、食物添加剂、防腐剂(如山梨酸、肉桂酸),它们刺激肥大细胞脱颗粒,释放组胺。接触性荨麻疹临床上表现有风团、红斑,形态各异,与接触物有关,常发生在口周,可以合并泛发荨麻疹、哮喘、鼻炎和胃肠道症状。

四、诊断

根据迅速发生及消退的风团不难诊断,急性者必须同时检查生命体征,如血压、呼吸、脉搏的变化,应详细询问病史,全面综合分析病情,以明确诊断。急性荨麻疹应多考虑食物感染及药物,慢性者需检查的指标包括血常规嗜酸性粒细胞计数,肝功能,胸片,鼻窦 X 线,大便常规(寄生虫)检查,尿常规,自身抗体,皮肤划痕试验,冷球蛋白测定,不同波长紫外线和可见光试验,运动热水澡试验,点刺斑贴试验,食物过敏原检测,必要时还要做皮肤病理以鉴别荨麻疹性血管炎,以及食物运动激发过敏试验。

五、鉴别诊断

荨麻疹与丘疹性荨麻疹的鉴别,后者多为昆虫叮咬所致,为 1～2cm 大小的淡红色梭形风团,中心有水疱,持续数日后消退,多见于儿童及妇女,好发于四肢、腰部和臀部。

六、西医治疗

(一)急性荨麻疹

(1)首先要寻找病因,排除发病因素。避免组胺释放物如阿司匹林、肼苯达嗪等应用。物理因素引起者应避免相应物理因素。

(2)对由感染引起的荨麻疹,应采用抗感染药。要避免采用诱发过敏的抗生素。

(3)对症治疗,对风团和瘙痒采用抗组胺药,可选择第一代抗组胺药如马来酸氯苯那敏(扑尔敏)、赛庚啶、去氯羟嗪。

(4)为了减轻镇静的不良反应,也可选用第二代 H_1 受体拮抗剂。皮疹广,有呼吸困难倾向者,立即皮下注射 0.1% 肾上腺素 0.3～0.5mL,然后用糖皮质激素,如泼尼松内服,或静脉滴注地塞米松或氢化可的松,用量相当于泼尼松 0.5～2.0mg/(kg·d)。可与抗组胺药同时应用。

(二)慢性荨麻疹治疗

1.原则

排除病原、病因。

(1)避免致敏因素。

(2)特异性脱敏,但目前并不能完全解除患者对过敏原的敏感状态,而是提高抗体对致敏物的耐受性。

2.抗组胺药

(1)联合应用两种 H_1 受体拮抗剂,对传统抗组胺 H_1 受体拮抗剂(第一代)如氯苯那敏、赛庚啶单一使用治疗慢性荨麻疹效不佳者,可合并使用第二代抗 H_1 受体拮抗剂,药物包括西替利嗪、氯雷他定。

（2）如果第二代抗 H_1 受体拮抗剂疗效欠佳，可换用第三代抗 H_1 受体拮抗剂，如左旋西替利嗪，5mg，每日 1 次；或地氯雷他定，5mg，每日 1 次；或咪唑斯汀，10mg，每日 1 次。

如果晚间加一次多塞平 25mg，效果更好。

阿斯咪唑和特非他定由于有心脏毒性，可导致心律不齐、心电图 Q-T 间期延长。多塞平也有心脏毒性，有心脏病者禁用，老年人慎用。

（3）联合 H_1 受体拮抗剂和抗 H_2 受体拮抗剂，如西替利嗪或氯雷他定，每日 1 次，每次 10mg，加法莫替丁 20mg，每日 2～3 次。

尤其适用于脾胃湿热患者，或合并有胃肠食物过敏原者。

（4）过敏介质阻释剂：为了控制肥大细胞活化，提高细胞内 cAMP 含量，可以阻止肥大细胞脱颗粒，有这一类作用的药物有酮替芬、曲尼司特、苦参素、色甘酸钠、氨茶碱、硝苯地平等。

（5）其他联合治疗：抗 H_1 受体第二代拮抗剂如西替利嗪可加白三烯受体拮抗剂如孟鲁司特，成人每次 10～50mg，可增至 100～250mg，儿童 5～10mg/d，可减少激素依赖。

苦参素有降低白三烯作用、咪唑斯汀通过抑制脂氧合酶活性，抑制花生四烯酸产生白三烯。

（6）第二代抗 H_1 受体拮抗剂加环孢素 A 可以用来治疗免疫性荨麻疹，如抗高亲和力 IgE 受体自身抗体引起免疫性荨麻疹，或由自身免疫性疾病 SLE 等引起荨麻疹样血管炎。

（7）其他特殊类型荨麻疹治疗。

1）物理性荨麻疹（人工性荨麻疹）：可用第二代 H_1 受体拮抗剂西替利嗪或左旋西替利嗪加酮替芬或多塞平。

2）迟发性压力性荨麻疹：第二代 H_1 受体拮抗剂西替利嗪加泼尼松 20～40mg/d。

3）寒冷性荨麻疹：西替利嗪加赛庚啶或酮替芬、孟鲁司特。

4）日光性荨麻疹：西替利嗪加羟氯喹或中药青蒿。

5）胆碱能型荨麻疹：西替利嗪加酮替芬 1mg/d，或达那唑 100mg/d。

七、中医辨证施治

荨麻疹是一种常见的过敏性皮肤病，其临床表现为局限性风疹块样损害，骤然发生并且迅速消退，愈后不留任何痕迹，有剧烈瘙痒及烧灼感。荨麻疹与中医文献记载的"瘾疹"相类似。

中医文献中关于瘾疹的记载见于《素问·四时刺逆从论》，以后《备急千金要方》《外台秘要》称本病为风疹，《诸病源候论》把本病称为"正瘾疹"，并将其分为赤疹与白疹两类。《外科大成》根据本病症状特点有白色及红色风团，故又有赤白游风的名称。

本病的特征是皮肤瘙痒性风团，突然发生，迅速消退，急性者可以数小时或数天内痊愈，慢性者可迁延数月、数年，经久不愈。本病可发于任何年龄，男女均可患病。

（一）病因病机

《素问·四时刺逆从论》："风邪客于肌中则肌虚，真气发散，又被寒搏皮肤，外发腠理，开毫毛，淫气妄行，则为痒也。"《诸病源候论·风瘙痒候》说："夫人阳气外虚则多汗，汗出当风，风气搏于肌肉，与热气并，则生。"说明机体正气虚弱，风寒风热之邪搏于肌肤，可发生本病。此外，过食荤腥发物，机体素有蕴热等，皆可化热动风，七情内伤，冲任不调，气血虚弱，又可发生血虚生风、气虚易感等病理变化，从而引起本病的发生。

1.风邪外袭

机体卫表不固，则易为风邪侵袭，风为百病之长，常夹寒、夹热等邪气侵犯机体，若人体阳气不足，则易感风寒之邪，产生风寒表证；若素体气阴不足，则易为风热侵犯，产生风热表证。

风寒、风热之邪侵入肌肤腠理之间，与气血相搏，气血运行障碍，邪滞气血，故皮肤出现风团、瘙痒。

2.胃肠湿热

过食荤腥发物，或肠道素有寄生虫，或脾湿积滞，皆可致脾胃运化失调，湿热积滞，燥火动风。"中焦受气取汁，变化为赤而为血"，脾胃内之湿热风邪，随气血运行到肌肤，风湿热邪与肌肤腠理间的气血相搏而成本病。此外胃热湿热内生，尚可阻滞肠胃气机，出现腹胀、腹痛、便溏或便结等症状。

3.情志失调

肝主泄，主情志，若因忧思郁怒太过，使肝气不疏，气机郁结，气郁化火，化火生风，则肌肤气血运行不畅，内生风热之邪，郁遏于肌肤腠理，与气血相搏，则发生风团、瘙痒等。此外五脏都有主情志的功能，过度精神活动，势必消耗五脏精血，致生虚风内燥，虚风搏于肌肤而成本病。

4.冲任不调

由于先天禀赋不足，及后天多种原因致使肝肾亏损，以致肝血虚不能化肾精，肾精亏不能化肝血,致冲任失调,肾精亏,正气不足不能御外邪,精血亏,内热生,肌肤失养,营卫失和,则发本病。

5.气血亏损

气虚则卫外不固,易受风寒、风热之邪侵犯,血虚则内生燥热风邪,肌肤失养,内外邪气阻滞肌肤腠理,与气血相搏而发生本病。

6.血热证

由于情志不畅,精神刺激,心经有火,血分蕴热,血热生风所致。

7.血瘀证

因瘀血阻于经络,营卫之气与风寒或风热相搏所致。

8.脾胃虚寒证

脾失健运,风寒入里,凝结于内,发于肤外所致。

(二)辨证论治

1.风热证(急性荨麻疹)

皮疹色红,遇温热则加剧,得冷减轻,多夏季发病,苔薄黄,脉浮。

辨证:风热袭表,肺卫失宣。

治法:辛凉透表,宣肺清热。

方药:荆防方。

荆芥 10g,防风 10g,双花 15g,牛蒡子 10g,黄芩 10g,连翘 10g,丹皮 15g,浮萍 10g,僵蚕 6g,蝉衣 6g,干生地 10g,薄荷 5g,生甘草 6g。

如胃热炽盛,口渴口臭,便秘或大便热臭可加生石膏、栀子、川军以清热泻火、釜底抽薪,泻阳明实火。

2.风寒证(寒冷性荨麻疹)

皮疹色白,遇冷或风吹加剧,得热减轻,多冬季发病,苔薄而腻,脉迟或濡缓。

辨证:风寒束表,肺卫失宣。

治法:辛温解表,宣肺散寒。

方药:麻黄方加减。

麻黄 6g,杏仁 6g,干姜皮 6g,浮萍 10g,甘草 10g。

遇风重者加黄芪、白术、防风。

3.胃肠湿热证(胃肠型荨麻疹)

发疹时伴胃脘腹部疼痛,神疲纳呆,大便秘结或溏薄,或有恶心呕吐,苔黄腻,脉滑数。

辨证:脾胃湿热,风邪客表。

治法:疏风解表,通腑泻热。

方药:防风通圣散合茵陈蒿汤。

荆芥 10g,防风 10g,茵陈 15g,山栀 10g,法半夏 6g,制大黄 10g,苍术 10g,茯苓皮 12g,苦参 12g。

便秘加生大黄(后下)9g。腹泻加双花炭 10g,黄芩 10g,山楂炭 10g。肠炎加木香 10g,川连 10g。有寄生虫加使君子 10g,槟榔 10g。

4.气血两虚证(慢性荨麻疹)

皮疹反复发作,常数月不愈,劳累后发作加剧,神疲乏力,午后及夜晚加重,心烦易怒,手足心发热,口干,舌红少津,舌质淡,脉沉细。

辨证:阴血不足,风邪束表。

治法:益气养血,疏散风邪。

方药:复方当归饮子。

生熟地各 10g,川芎 10g,赤白芍各 10g,当归 10g,首乌 10g,黄芪 20g,刺蒺藜 15g,党参 10g,白术 10g,浮萍 10g,僵蚕 10g,麻黄 3g,蝉衣 4.5g,地肤子 10g,防风 10g,芥穗 10g,茯苓 10g,甘草 10g。

(也适用于人工划痕症、寒冷性荨麻疹)

5.心脾两虚证(人工性荨麻疹)

在晚间发作,先有皮肤灼热,搔抓后即起风团,或条痕状隆起,越抓越多,伴有心烦不宁,口干思饮,舌红苔薄,脉滑数,皮肤划痕(＋)。

辨证:心脾两虚,卫气不固。

治法:养血安神,益气固表。

方药:多皮饮、玉屏风散加减。

黄芪 10g,生地 10g,白芍 15g,麦冬 10g,五加皮 10g,防风 10g,炒白术 10g,甘草 6g,白鲜皮 30g,干姜皮 10g,冬瓜皮 15g,首乌藤 30g,珍珠母 30g,钩藤 10g,刺蒺藜 30g,僵蚕 10g。

6.冲任失调

常在月经前数天发疹,月经干净后减轻或消失,每月发作,以少腹、腰骶、大腿内侧为多,苔薄,舌淡红,脉弦细。

辨证:冲任失调

治法:调摄冲任,养血活血。

方药:四物汤加减。

生地 15g,当归 9g,赤芍 9g,川芎 9g,丹参 30g,仙茅 9g,淫羊藿 30g,肉苁蓉

9g,知母 9g,黄柏 9g,大枣 15g,炙甘草 3g。

7.血瘀证(压迫性荨麻疹)

皮疹黯红,风团多发生于受腰带、表带压迫之处,舌红或有瘀斑,脉细涩。

辨证:气血瘀滞,卫气不固。

治法:活血化瘀,疏风解表。

方药:桃红四物汤合消风散加减。

生地 30g,赤芍 9g,当归 9g,川芎 9g,桃仁泥 9g,红花 6g,荆芥 9g,防风 9g,知母 9g,牛蒡 9g,苦参 9g,生石膏(打)15g,生甘草 3g。

8.脾胃虚寒证

发疹时伴有形寒怕冷,四肢不温,脘闷纳呆,神疲乏力,大便溏泄,舌淡,脉沉细。见于胃肠型慢性荨麻疹,血管神经性水肿。

辨证:脾胃虚寒,营卫不固。

治法:温中健脾,调和营卫。

方药:附子理中汤合桂枝汤加减。

熟附块(先煎)9g,党参 9g,白术 9g,干姜 3g,桂枝 9g,白芍 9g,防风 10g,苍耳子 4g,炙甘草 3g。

第八章　银屑病

银屑病基本特征为边界清楚的红色斑丘疹、斑块,表面有白色鳞屑,好发于四肢伸侧和头皮。

银屑病是一种常见的皮肤病,具有遗传性,有家族史者约占30%。它是一种T细胞异常的免疫性皮肤病。

多种细胞因子、黏附因子、血管生长因子参与银屑病的发病。银屑病多呈慢性,易复发。循证医学或经验医学证明,银屑病经治疗后完全可以达到安全、有效、长期控制症状的目的。

银屑病临床分几种类型,其中以寻常型最常见。红皮病型银屑病全身皮肤潮红,伴不同程度鳞屑。脓疱型银屑病以无菌性小脓疱为主要损害,严重者泛发全身。如果局限于掌跖,称为掌跖脓疱病。银屑病性关节病除皮肤损害外,还可累及关节。

一、病因

(一)遗传

银屑病的发生是遗传和环境因素共同作用的结果。目前认为银屑病是一种多基因遗传病,银屑病患者中约30%有家族史,父母一方有银屑病时,其子女银屑病发病率为16%左右;而父母均为银屑病患者,其子女银屑病患病率达50%。与银屑病相关的 HLA 基因,国外学者的研究发现 HLA A_1、A_2、B_{13}、B_{17}、B_{27}、B_{39}、BW_{57}、CW_6、DR_7 在不同人种及种族人群的银屑病患者表达的频率明显升高,HLA 到目前为止是唯一与寻常型银屑病相关的基因。

Henseler 将银屑病分为两型:Ⅰ型有家族史,发病年龄早(40岁前发病);Ⅱ型散发,发病晚(40岁以后、皮损局限),不表达 HLA DR_7,只与 HLA CW_2、B_{27} 有微弱联系。

国内学者曾对中国汉族人群,寻常性银屑病 HLA Ⅰ、Ⅱ类基因进行研究,发现 HLA A_{26},B_{13},B_{27},B_{44},B_{57},CW * 0602,DQA1 * 0104,DQA1 * 0201,DQB1 * 0201,与中国Ⅱ型有明显的正相关,可能是Ⅱ型的易感基因,或与易感基因相连锁。

其中 HLA DQA1 * 0104、AQA1 * 0201 等位基因与 I 型银屑病呈正相关,而 HLA DQA1 * 0501、A_2、A_{66}、CW * 0304 与银屑病有明显负相关。它们可能具有阻止汉族人发生银屑病的作用。

其中存在 B_{13}、B_{17} 的人其个体发生银屑病的危险性为正常人的 5 倍,HLA B_{27} 可见于脓疱性银屑病及关节型银屑病,B_{13} 及 B_{17} 在点滴型及红皮症银屑病多见,在掌跖脓疱病中 HLA B_8、BW_{35}、CW_7 和 DR_3 比例增加。

银屑病的发病率在欧美约 2%,在我国约 0.123%,好发于青壮年,男女发病率无差异。

(二)免疫异常

多年来研究者认为银屑病是一种角质形成细胞异常的疾病,但近 20 年来,越来越多的研究表明银屑病是一种 T 细胞介导的免疫性皮肤病。由于活化的 T 细胞会表达多种黏附分子,从而加速 T 淋巴细胞的皮肤归巢,其中皮肤淋巴细胞相关抗原(CLA)是 T 淋巴细胞表达的一种特异的黏附分子,是记忆淋巴细胞向皮肤归巢的受体。

通过研究证明银屑病本身存在细胞免疫功能异常,其中 CLA 在 T 细胞上的表达,对银屑病的病情进展起重要作用。特别提出 CLA^+CD8^+ T 细胞可能对银屑病皮损的维持起一定作用,外界诱因如 SEB 可以通过刺激 CLA 表达增加而使银屑病发病或病情加重。

(三)超抗原

链球菌 M 蛋白、葡萄球菌肠毒素 B(SEB)等超抗原可以活化 T 淋巴细胞,释放大量细胞因子,这些细胞因子的协同作用,使角质形成细胞活化增殖,表达 HLADR,上调 Fas 抗原,活化的 T 细胞表达的 Fas L 与角质形成细胞表面的 Fas 抗原结合,诱导角质形成细胞凋亡,即“活化诱导凋亡”,从而构成银屑病的特征。在超抗原存在情况下,活化的 HLADR 角质形成细胞,又刺激 T 细胞活化,从而形成 T 细胞活化的正反馈环路,使银屑病皮损持续、扩散,病情迁延。

(四)精神因素

银屑病是一种心身疾病,1968 年 Farber 报道 2144 例银屑病患者中 40% 的患者都有在焦虑时发生了银屑病,随后又报道 5600 例中 1/3 患者的银屑病新皮损出现与焦虑有关。1977 年 Seville 报道 132 名银屑病患者中有 51 名(46%)在首次发病前 1 个月有特殊紧张事件,而对照组为 10%。杨雪琴 1991 年对 139 例银屑病患者和 147 例正常人作 A 型性格问卷、Zung 自我评定抑郁量表和 Zung 自我评定焦虑量表及特殊紧张生活事件调查,结果银屑病患者中 A 型性格是 B 型性格的 4.7

倍,而正常人中 A 型性格是 B 型性格的 1.2 倍;严重抑郁者和中等抑郁者占 84.8%,正常人为 28.6%;严重焦虑者和中等焦虑者占 77.7%,正常人占 22.4%;有特殊紧张生活事件如人际关系紧张、家庭不幸、经济困难等负性事件者明显比正常对照组多,差异均有显著意义。

心理因素如何引发银屑病的机制尚不明了。1988 年 Faber 提出心理紧张可使皮肤中许多感觉神经释放 P 物质和神经肽,形成银屑病神经源性炎症假说。有的学者发现银屑病患者皮损中除了 P 物质外,还有血管活性肠肽(VIP)增加,P 物质有刺激角质形成细胞增殖、血管内皮细胞增生,诱导肥大细胞数目增加及脱颗粒的作用;VIP 对 KC 有直接致敏有丝分裂原作用。

杨雪琴等证明,银屑病患者血清中有较高的能抑制正常小鼠淋巴细胞转化的神经免疫蛋白。精神紧张能使 P 物质从外周神经末梢释放,并与肥大细胞结合,使之脱颗粒,并释放一系列炎症介质,吸引炎症细胞聚集,进而引发一系列银屑病皮肤组织病理性改变。Bernsin 证明,神经肽可以促使 KC 分泌 IL-1 和 GM-CSF,而发生皮肤神经血管内环境平衡紊乱。

(五)药物因素

银屑病可被一些药物诱发,例如 β 受体阻滞剂(普萘洛尔)、锂剂(碳酸锂)、抗疟药等。更多的新药包括特比萘芬、钙通道阻滞剂尼卡地平、硝苯地平、尼索地平、维拉帕米和地尔硫草,卡托普利、格列本脲和降脂药如吉非贝齐也可诱发银屑病,很久以前就已经知道内服类固醇类药可能使病情反跳:Demitsu 等曾报道 1 例地塞米松诱发的泛发型发疹性脓疱病,该患者地塞米松斑贴试验阳性。因为细胞因子可能与银屑病的发病有关,那么用细胞因子治疗可能诱发或加重银屑病就不奇怪了。已有粒细胞集落刺激因子(G-CSF)、白细胞介素、α 干扰素和 β 干扰素诱发或加重银屑病的报道。

中药诱发加重。庞晓文等观察 275 例银屑病患者,因服用中药致病情加重者 41 例(14%),其中寻常型 22 例,服中药后原有皮损扩大融合,15 例由寻常型变为红皮病型,3 例由寻常型变为泛发型银屑病,1 例由局限性脓疱型变为泛发性脓疱型银屑病。41 例患者中 17 例服用中成药克银丸、银屑敌胶囊等,24 例服用中药煎剂。作者认为患者病情加重的原因可能为,盲目使用偏方或秘方,中药引起变态反应,中药除某些无机物外,大多属有机物,如蛋白、多肽、多糖等(特别是动物性中药如全蝎、蜈蚣、蝉衣、乌梢蛇、土鳖虫、蛤蚧)可导致变态反应,某些中药如活血化瘀药乳香、没药可能是变应原,经过斑贴,证实了这一推断。另一些中药则为组胺释放机制、补体活化机制、影响花生四烯酸代谢机制,如降香、白药子含有非甾体抗炎成分,通过抑制环氧合酶,导致花生四烯酸转入脂氧合酶代谢,大量合成 12-羟基廿碳四烯酸及白三烯而加重银屑病。某些中药外用可引起接触性皮炎如龙舌兰、白头翁、毛莨、追风草、防风、没药、板蓝根、仙人掌、藿香正气水;有些可引起剥脱性皮炎,如巴豆粉、透骨草、皮炎宁酊、骨有灵搽剂,这些也可以诱发银屑病加重。

(六)其他

酗酒和吸烟可能会加重银屑病。其中关于吸烟方面,Caroline M 等发现银屑病患者吸烟者比例(46%)明显高于对照组(24%)。而调查这些人发病前吸烟情况,银屑病吸烟者比例(55%)显著高于对照组(30%),统计学差异有显著性。

饮酒与银屑病的关系,Woilljams HC 认为饮酒是已知可以诱发和加重银屑病的因素,但这方面还需进一步研究。

外伤和化学刺激如染发剂,可以诱发受损部位的同形反应。

气候可以诱发银屑病。李林统计 1616 例银屑病患者,气候诱发者占55.87%,冬季发病 632 例,占 39.1%,夏季发病者 84 例,占 5.19%。

二、临床表现

(一)寻常型银屑病

是最常见的类型。主要表现为边界清楚的红色斑块,表面覆以银白色鳞屑。皮疹好发于肘膝关节伸侧、骶尾部和头皮。皮损大小不等,可由小丘疹发展融合而成病变。呈圆形、地图状,也可因中央消退而形成环状。

在检查皮损时有些体征具有诊断价值。如刮除鳞屑后,可见一半透明的薄膜样表面,称为薄膜现象;再刮除膜状层,可见点状出血,称为 Auspitz 征;皮损外伤后,沿伤口处出现皮损,称为同形反应。头皮斑块处头发集中呈束状发。甲板可增厚变脆,与甲床分离,表面点状凹陷。

寻常型银屑病初期皮损可不断加重、增多,同形反应阳性,称为进行期;进行缓慢发展或基本不变,称为稳定期;而后逐渐消退,称为消退期。如果不治疗,皮损可持续数月或几年。一般冬季加重,夏季减轻。

(二)点滴状银屑病

为泛发的小丘疹,0.5～1.0cm 大小,散在分布于躯干上部和四肢。好发于青少年。多因 β 溶血性链球菌所致的咽喉炎而诱发,也可因局部用药不当刺激和系统应用皮质类固醇突然停药而诱发。

(三)脓疱型银屑病

以无菌性小脓疱为特征性损害。临床分为两种类型:一种为局限型,因皮损只发生在掌跖处,又称为掌跖脓疱病。双侧掌跖对称性多发性小脓疱,2～4mm 大小,脓疱可在红斑基础上出现,也可发生在正常皮肤上,周围有红晕。脓疱一般经8～10d 干涸,变成黯褐色,伴脱屑。一般无明显症状,偶有灼热、瘙痒感。脓疱分批出现,迁延反复。另一种为泛发性脓疱型银屑病,是银屑病的一种少见、严重类型。常因寻常型银屑病系统使用皮质类固醇后突然停药而发生。发病前常伴发热,在红斑基础上出现泛发小脓疱,2～3mm,发生于躯干和四肢,严重者脓疱可融合。随脓疱出现,原红斑不断扩大融合,甚至发展成红皮病。脓疱和发热呈周期性反复。少数患者因长期反复不愈,可出现水、电解质紊乱,甚至会危及生命。

(四)关节病型银屑病

除有皮损外,还累及关节,约占银屑病患者的 2%,好发于青壮年。多数患者表现为四肢远端非对称性、少数小关节受累,如手指、足趾间关节,也可侵犯骶髂关节、踝关节、腕关节和膝关节。表现为关节肿胀,日久关节活动障碍,出现畸形。

此型患者常伴甲损害,而且部分患者皮损较重,可同时伴脓疱或红皮病表现。

(五)红皮病型银屑病

是银屑病的严重类型。面部、躯干、四肢大部分皮肤甚至全身出现皮损,为广泛融合性红斑,伴不同程度脱屑。可以突然发生全身潮红浸润,也可从慢性斑块型皮损发展加重而成。有时可发现小面积未受累的正常"皮岛"。红皮病型银屑病可因局部治疗不当,如外用蒽林软膏或紫外线 B 照射等而诱发。部分红皮病型银屑病患者在加重阶段也可伴发一些小脓疱,或关节症状。本型银屑病多为慢性复发性,可出现发热、低蛋白血症,水、电解质代谢异常,严重时可危及生命,并常损害指(趾)甲,甚至引起甲缺失。

三、实验室检查

多数银屑病患者实验室检查无明显异常。但少数患者,特别是红皮病型、泛发性脓疱型等重型患者,可出现红细胞沉降率增快、白细胞增多、轻度贫血、血尿素氮(BUN)升高、低蛋白血症、血尿酸升高、电解质紊乱等。银屑病性关节病 X 线检查,可见关节面破坏。

在寻常型银屑病,典型组织病理表现为表皮融合性角化不全,部分皮损角化不全中有 Munro 小脓疡;颗粒层变薄或消失,棘层肥厚,皮突较规则延伸;真皮乳头上延,小血管迂曲扩张,其上表皮变薄,真皮浅层小血管周围轻度淋巴细胞浸润。

四、诊断和鉴别诊断

根据典型皮损一般不难诊断,但当不典型时易与其他疾病相混淆,应当进行鉴别。

1.玫瑰糠疹

好发于躯干、四肢近端屈侧,对称性淡红色斑丘疹、斑片,表面细糠状鳞屑,椭圆形,长轴与皮纹一致。

2.脂溢性皮炎

好发于头皮和腋窝、腹股沟等皱褶部。头皮损害为红色斑疹和斑片,一般无明显肥厚,表面有油腻性鳞屑,头发不呈束状。

3.二期梅毒疹

皮疹广泛,大小一致,无厚鳞屑,掌跖处有损害,有湿丘疹,梅毒血清试验如RPR 阳性。

关节病型银屑病应与类风湿关节炎相鉴别,后者主要为掌指关节受累,可致外翻畸形,患者无银屑病皮损,类风湿因子阳性。

五、诊治经验与分析

寻常性银屑病的发病率目前在我国国内有些地区已达 2%,基本与北欧地区发病率一样。由于本病不易根治,所以患病人数有逐年增多趋势。银屑病通常分为 4 型,其中寻常型占 90%左右,关节病型占 7%～8%,脓疱型占 2%～3%(不包括掌跖脓疱病),红皮病型占 0.5%～1%。

以下介绍寻常型银屑病诊治经验。

寻常型银屑病的发生与消退和季节有密切关系,因此有冬季型与夏季型之分。冬季型是在秋末冬初发病,而至来年春夏消退。夏季型除发生在夏季外,更重要的是发生于手背、面部、上肢,在暴露部位出现红斑鳞屑皮损是典型的夏季型。

(一)寻常型银屑病的治疗原则

银屑病是一种遗传病,又是一种 T 细胞异常并参与的免疫性皮肤病。多种细胞因子、黏附因子、血管生长因子参与了发病。现在知道多种因素如精神因素、神经内分泌因素、外伤、超抗原、药物、外用药、食物、光照等都可能参与、影响、诱发乃至加剧病情,因此银屑病的防治是十分重要的。

(1)要向患者说明银屑病为慢性复发性皮肤病,无传染性,治疗可以使症状控制,有可能复发,但不必灰心,坚持治疗可以达到长期控制症状的目的。

（2）要发现可能的诱发因素，给予相应处理。如由感染诱发者要给予抗感染治疗，有长期服药的患者，要分析服药与发疹的关系，有诱发银屑病的可疑药物如 β 受体阻滞剂（普萘洛尔）、锂剂、抗疟药、特比奈芬、钙通道阻滞剂（尼卡地平、硝苯地平）、维拉帕米、地尔硫草、卡托普利、格列苯脲和降脂类药吉非贝齐也可诱发银屑病，要及时停药。中药中的动物药如土鳖虫、蜈蚣在进行期要避免应用，降香、黄药子等组胺释放剂也要避免使用。有药疹病史的银屑病患者要避免使用可疑药物，因为药疹复发可能转为银屑病。同样，有接触性皮炎的患者要避免接触过敏原，因为这类患者发生接触性皮炎后，很可能转变为银屑病损害。

有精神刺激或精神压力者，应采用心理治疗，减轻和消除精神刺激的影响，设法减轻精神压力。也可以给予镇静药。

由刺激性食物诱发者，应禁止饮酒和摄入刺激性食物如鱼虾等。要少吃牛羊肉，因其花生四烯酸含量高。

要避免吸烟。

避免外伤和使用染发剂，尤其是有同形反应现象者。

10 岁以内有慢性扁桃体炎的儿童银屑病患者，摘除扁桃体可减少银屑病复发。

（3）根据皮损数目多少及病情进展快慢，可分别采用系统用药加外用药物或单纯使用外用药治疗。

（4）寻常型银屑病禁用皮质类固醇系统治疗。

（5）急性进行期银屑病患者禁用强烈的外用药，如高浓度的水杨酸软膏、蒽林软膏、汞软膏以及芥子气软膏、氮芥软膏等。也要避免采用紫外线照射，因为可以诱发病情加重，乃至出现脓疱及红皮病改变。点滴性银屑病患者应避免洗烫及搔抓。

（6）外用药治疗时，最好每天洗澡 1 次，每天搽药 2 次，药物在皮损处保持时间越长，疗效越好。

（7）严重的银屑病患者应用抗代谢药、阿维 A 酸、甲氨蝶呤、环孢素 A 时一定要按时进行血常规（2 周）及肝肾功能检查（1 个月），发现异常及时停药。

（8）在皮损消退、临床痊愈时不应马上停止治疗，宜继续巩固治疗 2～3 个月，可防止和减少复发，延长缓解期。

过去对银屑病的免疫治疗都是一些意外的发现，针对性不强。目前的免疫治疗药物多是以发病机制为基础确定了特异性的分子靶点（如已经获得 FDA 批准用于治疗银屑病）。未来以免疫为基础的生物学制剂将划分得更细，不良反应将更少。

(二)银屑病外用药治疗

治疗银屑病的外用药物种类繁多,如何选择要根据患者个体差异,皮肤敏感及皮损数目、浸润程度和部位等因素考虑。

(1)应根据皮损处于进行期、静止期或消退期的不同阶段而选择作用强度不同的药物。进行期宜选择浓度低、温和的药物,静止期或消退期可选择浓度高、作用强的药物。在进行期用浓度高、作用强的药物有时反可诱发疾病加重、皮损增多。

当皮损面积大、皮损菲薄且充血显著需计算单位时间内用药总量,以避免药物吸收引起不良反应产生。

(2)局限性斑块型皮损适合采用封包疗法,即外用药物后,可外包保鲜塑料膜,以减少用药量并可提高疗效,但应注意可能会增加药物的吸收。

(3)外用药治疗期间可配合温水浴、矿泉浴、苏打浴、淀粉浴和剃发等措施促进皮损鳞屑脱落,有利于药物的吸收。

1)含水软膏,15%～20%尿素霜,5%硼酸软膏适用于进行期及面积较大皮损。

2)20%尿素软膏＋5%水杨酸软膏等量,适用于静止期,有止痒作用。

3)5%水杨酸＋5%白降汞软膏,适用于斑块型及消退型病例。对汞过敏者禁用白降汞。

4)5%～10%黑豆馏油软膏＋20%尿素霜＋123糊适用于痒感明显、病期较长及脂溢性皮炎型皮损。

5)5%硼酸膏＋10%氧化锌软膏适用于夏季型进行期红斑型皮损。

6)慢性静止期斑块型银屑病及已控制的进行期银屑病,可采用皮质类固醇软膏(如哈西奈德膏)、卡泊三醇软膏顺序疗法,可以收到良好的效果。

卡泊三醇具有促进角质形成细胞分化成熟、抑制角质细胞分裂增殖的作用,适用于慢性斑块性银屑病。一般2～4周起效,8周以后疗效达最佳。

7)慢性斑块性银屑病可采用皮质激素软膏和5%煤焦油软膏外用。

8)慢性斑块性银屑病可用激素软膏与他扎罗汀(维A酸第三代),治疗效果较好。

9)蒽林软膏有抑制角质形成细胞分裂增殖作用,适用于慢性斑块性银屑病,浓度从0.1%开始,以后增至0.3%,本品易着色。

10)喜树碱软膏有抑制角质形成细胞分裂增殖作用,适用于慢性斑块性银屑病,少数患者发生局部刺激和色素沉着。

(三)全身用药

(1)甲氨蝶呤,每 12h 服 2.5mg,36h 连服 3 次,此为 1 周用量;或每周肌注 10mg,也可增至每周 25mg,要注意肝、肾功能损害及降低白细胞的毒性作用,适用于关节病型、脓疱型银屑病及红皮病型银屑病。由于不良反应,目前除严重的关节型银屑病外,其他类型已较少应用。

(2)维 A 酸、阿维 A 酯,30～60mg/d,连服 2 个月,逐渐减量,注意检查血脂及肝功能。可致畸,孕妇禁用,青春期女性慎用,2 年内避免妊娠,可出现皮肤、口唇干燥。适用于脓疱型、红皮病型、顽固泛发性寻常型银屑病,开始用量 1～2mg/(kg·d),红皮病型0.3～0.4mg/(kg·d)。

(3)叶酸 5mg,维生素 C 0.1g,3 次/日。适用于寻常型银屑病。

(4)环孢素 A,用于脓疱型、关节病型银屑病。每日 3～5mg/kg,维持量 3～5mg/kg。一般 3～7d 见效,注意肝肾毒性。

(5)雷公藤多苷,每次 10～20mg,3 次/日,2～4 周见效。

(6)皮质类固醇激素,不主张使用。此类药物起效较快,停药后易使病情加重。

(7)依那西普,为肿瘤坏死因子 α(TNF-α)拮抗剂,是重组 TNF-α 受体融合蛋白,其分子中有两个与 TNF-αβ75 受体结合部分,并增加了与人 IgG Fc 片段连接部分。美国 FDA 批准依那西普治疗克罗恩病和类风湿关节炎,2002 年增加银屑病关节炎适应证,每周 2 次,每次 25mg 皮下注射,间隔 72h,每个疗程 12 周,87% 患者达到银屑病关节炎综合疗效指标。依那西普的不良反应有注射部位的反应、感染、充血性心力衰竭、神经脱髓鞘病、狼疮综合征及肿瘤。

(8)对于并发上呼吸道链球菌感染、咽炎、扁桃体炎的急性点滴状银屑病,可以静脉滴注青霉素或口服红霉素、罗红霉素、头孢菌素。也可以静脉滴注葡醛内酯 300mg＋维生素 C 3g＋生理盐水 500mL,每日 1 次(3h 滴完),7d 1 个疗程,可静脉滴注 2～3 个疗程。也可以静脉滴注丹参注射液 40mL＋生理盐水 500mL,每日 1 次,7d 1 个疗程,静脉滴注 2～3 个疗程。

(9)对于斑块状银屑病以活血化瘀为主要治则。丹参注射液 40mL＋生理盐水 500mL,静脉滴注,每日 1 次,或静脉滴注苦参素葡萄糖液 600mg(100mL),7d 1 个疗程,静脉滴注 2～3 周。

(10)对于红皮病型银屑病,采用清开灵注射液静脉滴注(有药物过敏者免用)。清开灵注射液 40mL＋生理盐水 500mL,静脉滴注,每日 1 次,1 周 1 个疗程,静脉滴注 2 个疗程后,可以改用丹参注射液 40mL＋生理盐水 500mL,静脉滴注,每日 1 次,1 周 1 个疗程,静脉滴注 2 个疗程。

（11）对于泛发性斑块状银屑病、点滴状银屑病病情稳定后，可以采用 PUVA 治疗，内服补骨脂 0.6mg/kg，2h 后进行长波紫外线照射，每周 2～4d，皮损消退后改为每周或 3 周 1 次。注意紫外线对眼的损害及光敏反应。也适用于关节病型、红皮病型恢复期银屑病。窄波 UVB（311nm）治疗对寻常型银屑病效果良好，不需服药。

六、中医辨证施治

中医认为血热是银屑病的重要原因。从发病机制来说，虽有风、寒、湿、热、燥等邪，但经络阻隔、气血凝滞是发病的重要环节，故采用活血理气或活血化瘀等法论治，是主要的治疗方法。

（一）血热型（进行期）

皮损分布广泛，色鲜红或黯红，红斑大，鳞屑附着面小，新疹不断出现，有薄膜及 Auspitz 征，便干，溲赤，瘙痒，心烦，舌质绛红，苔黄腻，脉浮数或沉缓有力。

辨证：内有蕴热，郁于血分。

治法：凉血活血。

方药：凉血活血汤。

生槐花 30g，紫草根 15g，赤芍 15g，白茅根 30g，板蓝根 10g，生地 30g，丹皮 9g，丹参 15g，鸡血藤 30g，茜草根 15g，制大黄 10g，羚羊角粉（冲服）0.6g。

（二）血燥型（相对静止期）

病程日久而顽固，新发皮损少，皮损多呈斑片状、钱币形或互相融合成大片，色淡红，鳞屑与红斑等大，鳞屑附着较紧，有时仅发生于头部，缺乏全身症状，舌质淡红，苔薄白或薄黄，脉沉缓或沉细。

辨证：阴血不足，肌肤失养。

治法：养血滋阴润肤。

方药：养血解毒汤。

生地和熟地各 10g，当归 10g，红花 10g，鸡血藤 15g，僵蚕 10g，火麻仁 10g，玉竹 10g 天麦冬各 10g，白鲜皮 15g，豨莶草 10g，乌梢蛇 10g。

（三）血瘀型

皮损颜色黯红，经久不退。舌质紫黯或见瘀点，脉涩或细缓。

辨证：经脉阻滞，气血凝结。

治法：活血化瘀行气。

方药：紫草 30g，生地 30g，丹参 30g，乌梢蛇 10g，桃仁 15g，红花 15g，白蒺藜

30g,土茯苓 30g,草河车 15g,鸡血藤 30g,甘草 6g,茯苓 10g,三棱 10g,莪术 10g,白花蛇舌草 30g。

(四)湿胜型

头部银屑病,或渗出性银屑病,腋窝、腹股沟、屈侧多见,红斑、糜烂、浸渍流滋、瘙痒、神疲,下肢重,带下增多。苔薄黄腻,脉濡滑。

辨证:湿热蕴积。

治法:清热利湿,和营通络。

方药:苍白术各 10g,厚朴 10g,枳壳 10g,茯苓 10g,茵陈 30g,薏米 15g,黄芩 10g,栀子 10g,双花 10g,生地 15g,半夏 10g,陈皮 10g,土茯苓 30g,忍冬藤 15g 丹参 15g,路路通 10g,泽兰 10g。

(五)热毒型(红皮病型)

皮肤弥漫潮红,有大量脱屑,寒热交炽,口燥少汗,舌绛红,苔黄或灰腻,脉弦紧或数。

辨证:心火炽盛,兼感毒邪,郁火流窜入于营血,蒸热肌肤,气血两燔。

治法:清营解毒,凉血护阴。

方药:解毒清营汤加减。

玳瑁粉(冲服)6g,生栀子 10g,川连 3g,双花 10g,连翘 10g,公英 15g,生地 60g,茅根 60g,丹皮 10g,石斛 10g,玉竹 10g,花粉 30g,麦冬 10g,紫草 20g,大青叶 30g,茯苓 30g。

(六)脓毒型(脓疱型银屑病)

有散在粟粒或黄豆大小脓疱,部位表浅,互相融合成脓湖,表面糜烂、脱屑,可泛发全身,常伴发热口渴,大便秘结,舌质红,苔白。

辨证:毒热内炽,郁于血分。

治法:清热解毒,凉血消肿。

方药:解毒凉血汤加减。

玳瑁粉 6～10g,生地 30g,天麦冬各 12g,鲜石斛 20g,鲜茅根 30g,连翘 15g,莲子心 10g,赤芍 15g,丹参 15g,紫草 10g,茜草 15g,双花 30g,瓜蒌根 15g,砂仁 3g 泽泻 3g。

(七)寒湿型(关节病型银屑病)

常伴急性进行期甚至红皮病型银屑病皮损,关节症状与皮肤表现常同时加重或减轻,指(趾)末端关节受累最为常见。X 线检查受累关节边缘肥大,呈帽状改变而无普遍脱钙和尺侧半脱位。血清类风湿因子检查阴性,可资鉴别。中医辨证本型多系风、寒、湿毒三气杂至、痹阻经络。

1.急性期

关节红肿疼痛、活动受限,皮损泛发、潮红、浸润肿胀、弥漫脱屑,舌红苔黄,脉滑数。

辨证:风湿毒热侵袭肌肤。

治法:凉血解毒为主。

方药:羚羊角粉 0.6g,玳瑁粉 3g,生地 15g,丹皮 15g,赤芍 15g,紫草 15g,茅根 30g,秦艽 15g,木瓜 10g,双花 15g,重楼 15g,大青叶 30g,板蓝根 30g,土茯苓 30g,白花蛇舌草 30g。

2.缓解期

泛发的银屑病皮损或红皮样损害及关节红肿缓解,但关节疼痛较重,筋脉拘紧,活动受限,皮损干燥脱屑,白屑叠起,痒甚,常伴头昏、乏力,腰酸背痛,面色萎黄,舌红苔少,脉细数。

辨证:肝肾阴虚,寒湿痹阻。

治法:滋补肝肾,温经通络。

方药:独活寄生物与地黄汤加减。

秦艽 15g,乌梢蛇 10g,全虫 3～6g,络石藤 10g,独活 10g,钩藤 10g,木瓜 10g 桂枝 10g,生地和熟地各 10g,鸡血藤 30g,桑寄生 15g,麦冬 15g,黄芪 15g,丹参 15g,红花 10g,羌活 10g。

此方通络破瘀止痛疗效虽好,但可加重银屑病皮损,故血热之象未除时不宜服用。

(八)冲任不调型

皮疹发生与经期、妊娠有关,多在经期、妊娠、产前发病或皮损加重,少数经后、产后发病,周身皮损呈丘疹或斑片,色鲜红或淡红,覆盖银白色鳞屑,伴微痒,心烦口干,头晕腰酸,舌质红或淡红,苔薄,脉滑数或沉细。

治法:养血调经,调摄冲任。

方药:二仙汤合四物汤加减。

当归 10g,赤芍 10g,熟地 10g,首乌 10g,仙茅 10g,淫羊藿 10g,女贞子 10g 旱莲草 10g,枸杞子 10g,钩藤 10g,生牡蛎 30g,菟丝子 10g,知母 10g,徐长卿 10g 紫草 10g。

第九章　性传播疾病

第一节　梅毒

梅毒是由苍白螺旋体引起的一种慢性性传播疾病。本病属于中医"霉疮""杨梅疮"等范畴。

一、病因病理

（一）中医

毒邪侵犯人体，循经入脉，血毒蕴盛，外溢肌肤，或滞留筋骨，或内犯脏腑、官窍，以致病情缠绵。梅毒的传染有精化传染、气化传染及胎传染毒等。

（二）西医

本病为苍白螺旋体的感染，苍白螺旋体又称梅毒螺旋体，其传染途径主要由性接触传染、经胎盘垂直传染、血液传染及间接接触传染等。感染后螺旋体在入侵的部位增生，发生炎性浸润，先进入淋巴管，再进入血液循环，而传播全身。人类对梅毒无天然免疫力，经感染后才逐渐发生。

二、临床表现

（一）症状与体征

梅毒根据传播途径的不同可分为获得性（后天性）梅毒和胎传（先天性）梅毒；根据病程的不同又可分为早期梅毒和晚期梅毒。

1.获得性梅毒

（1）一期梅毒：主要表现为硬下疳和硬化性淋巴结炎。潜伏期为 3 周左右。多为生殖器部位出现硬下疳，直径一般为 1～2cm，圆形或类圆形无痛性溃疡，边界清楚，触之具有软骨样硬度，表面有浆液性分泌物，偶发 2～3 个。2～6 周后，未经治疗者可痊愈。感染 1～2 周后，附近淋巴结（尤以腹股沟淋巴结最多见）开始肿大，称为硬化性淋巴结炎（横痃），其质硬，不粘连、不破溃，无疼痛，可持续数月。

（2）二期梅毒：主要表现为杨梅疮。一期梅毒未经治疗或治疗不彻底，梅毒螺旋体由淋巴系统进入血液循环形成菌血症播散全身，引起皮肤黏膜及系统性损害，常发生于硬下疳消退3～4周后，少数可与硬下疳同时出现。早期可有头痛、发热、食欲不振、全身不适等，后皮疹开始出现，常见有斑丘疹、丘疹鳞屑性梅毒疹、脓疱疹、脱屑性斑疹、黏膜斑、扁平湿疣等。可见虫蚀状梅毒性脱发，浅表淋巴结肿大，部分患者可出现骨关节、神经系统或内脏损害。

（3）三期梅毒：主要表现为杨梅结毒。早期梅毒未经治疗或治疗不充分，经过3～4年潜伏期，有40％患者可发生三期梅毒。以结节性梅毒疹和梅毒性树胶肿为皮肤黏膜主要损害，也可出现眼部损害。损害破坏性大，愈后留有瘢痕。内脏受损以心血管梅毒最常见。神经系统可见无症状神经梅毒、脊髓痨、麻痹性痴呆等。

2.先天性梅毒

先天性梅毒可分为早期先天性梅毒（2岁之内发病）和晚期先天性梅毒（2岁以后发病）。早期先天性梅毒儿可出现发育迟缓，营养差，消瘦，皮肤松弛，貌似老人，生活能力差，常有轻度发热。皮疹与二期获得性梅毒相似，可出现骨及内脏损害，病死率高。晚期先天性梅毒可出现骨骼和牙齿的畸形、间质性角膜炎、耳聋、克勒顿关节和神经梅毒等。

3.潜伏梅毒

凡有梅毒感染史，无临床症状或临床症状已消失，除梅毒血清学阳性外无任何阳性体征，并且脑脊液检查正常者称为潜伏梅毒。感染时间在2年以内者称为早期潜伏梅毒，感染2年以上者称为晚期潜伏梅毒。

（二）实验室检查

1.梅毒螺旋体检查

适用于早期梅毒皮肤黏膜损害，其方法可选用暗视野检查、直接荧光抗体检查法、涂片镀银染色法等。

2.梅毒血清学试验

是诊断梅毒的必需方法，对潜伏梅毒尤为重要。可根据条件选择非特异性梅毒血清反应或特异性梅毒血清反应。

3.脑脊液检查

用以排除神经梅毒，项目可包括细胞计数、总蛋白测定、VDRL试验及胶体金曲线等。

三、诊断

有不洁性交史或配偶有梅毒病史,患儿母亲有梅毒病史;有一定潜伏期,有各期梅毒症状和体征;相关梅毒试验检查阳性。

四、鉴别诊断

(一)软下疳

病原菌为杜克雷嗜血杆菌,潜伏期短,发病急,炎症明显,基底柔软,溃疡较深,表面有脓性分泌物,疼痛剧烈,常多发。

(二)尖锐湿疣

疣状赘生物呈菜花状或乳头状隆起,基底较细,呈淡红色,易出血,醋酸白试验阳性,梅毒血清反应阴性。

五、治疗

(一)中医治疗

1.内治

(1)肝经湿热证

主要证候:多见于一期梅毒。外生殖器及肛门有单个质地坚韧的丘疹、溃疡,四周焮肿,患处灼热,腹股沟色白坚硬之肿块如杏核或鸡卵大小,口苦纳呆,尿短赤,大便秘结,苔黄腻,脉弦数。

治法:清热利湿,解毒驱梅。

方药:龙胆泻肝汤加减。

(2)血热蕴毒证

主要证候:多见于二期梅毒。周身起杨梅疮,色如玫瑰,不痛不痒,或见丘疹、脓疱、鳞屑,口干咽燥,大便秘结,舌质红绛,苔薄黄或少苔,脉细滑或细数。

治法:凉血解毒,泻热散瘀。

方药:清营汤合桃红四物汤加减。

(3)毒结筋骨证

主要证候:见于杨梅结毒。患病日久,在四肢、头面、鼻咽部出现树胶肿;关节、骨骼作痛,行走不便,肌肉消瘦,疼痛夜甚,舌质黯,苔薄白或灰或黄,脉沉细涩。

治法:活血解毒,通络止痛。

方药:五虎汤加减。

（4）肝肾亏损证

主要证候：患病可达数十年之久，逐渐两足瘫痪或痿弱不行，肌肤麻木或如虫行作痒，筋骨窜痛，腰膝酸软，小便困难，舌质淡，苔薄白，脉沉细弱。

治法：滋补肝肾，填髓息风。

方药：地黄饮子加减。

2.外治

（1）疳疮：可选用鹅黄散或珍珠散敷于患处，每日 3 次。

（2）横痃、杨梅结毒：未溃时选用金黄膏；溃破时，先用四黄膏，脓除尽再用生肌散外敷患处，每日 1 次。

（3）杨梅结毒：可用苦参 30g，土茯苓 30g，蛇床子 30g，蒲公英 15g，地肤子 30g，黄柏 30g 煎汤外洗，每日 1 次。

（二）西医治疗

本病应及早、足量、规则治疗，尽可能避免心血管梅毒、神经梅毒及严重并发症的发生。青霉素为首选驱梅药物。

1.早期梅毒

苄星青霉素 G 240 万 U，分两侧臀部肌内注射，每周 1 次，连续 2～3 次；或普鲁卡因青霉素 G 80 万 U，每日 1 次肌内注射，连续 10～15d。青霉素过敏者可选用头孢曲松钠 1.0g 每日 1 次静脉滴注，连续 10～14d；或连续口服四环素类药物 15d；或连续口服红霉素类药物（红霉素 2.0g/d）15d。

2.晚期梅毒

苄星青霉素 G 240 万 U，分两侧臀部肌内注射，每周 1 次，连续 3～4 次；或普鲁卡因青霉素 G 80 万 U，每日 1 次肌内注射，连续 20d。青霉素过敏者可口服四环素类或红霉素类药物 30d，剂量同上。

3.心血管梅毒、神经梅毒、妊娠梅毒、先天梅毒

治疗可参照以上方案进行。根据梅毒的分期不同，采用相应的方案进行治疗，用法及用量与同期其他梅毒患者相同。为避免吉海反应，青霉素使用前应口服泼尼松，每次 10mg，每日 2 次，连续 3d。

六、预防与护理

（1）净化社会风尚，禁止卖淫嫖娼，加强梅毒危害及其防治常识的宣传教育。

（2）早诊断、早治疗，规范用药，坚持疗程，并建立追踪随访制度，夫妇双方共同防治。

（3）做好孕妇胎前检查，必要时避孕或终止妊娠。

第二节 淋病

淋病由淋病奈瑟菌(简称淋球菌)感染引起的泌尿生殖系统的化脓性感染性疾病,属于中医"花柳毒淋""淋证""淋浊"等范畴。主要临床表现有尿频、尿急、尿道刺痛、尿道溢脓,甚至排尿困难等,其中部分患者无明显症状。淋病潜伏期短,传染性强,多发于性活跃的中青年。

一、病因病理

(一)中医

因不洁性交,秽浊毒邪由下焦前阴窍口入侵,阻滞于膀胱及肝经,局部气血运行不畅,湿热熏蒸,精败肉腐,气化失司所致。湿热秽浊之气久恋,伤津耗气,阻滞气血,久病及肾,导致肾虚阴亏,瘀结内阻,病程日久,形成本虚标实之证。

(二)西医

本病病原体为淋球菌,人是淋球菌的唯一天然宿主。淋球菌主要侵犯黏膜,主要侵入男性前尿道、女性尿道及宫颈等处。主要通过性接触传染,也可通过被污染用品间接传染,新生儿经产道分娩也可因孕妇感染淋球菌而患病。

二、临床表现

(一)症状与体征

潜伏期一般为 2～10d,平均 3～5d,潜伏期患者具有传染性。

1.男性淋病

(1)急性尿道炎:早期症状可表现为尿道外口和舟状窝处瘙痒、灼热、疼痛,尿道外口轻度潮红肿胀,有稀薄黏液流出,24h 后病情逐渐加重,形成大量黄白色脓液自尿道口溢出,出现尿道刺激症状,疼痛性勃起等现象。可并发包皮龟头炎、腹股沟淋巴结炎。部分患者可有发热、头痛、乏力等全身症状。

(2)慢性尿道炎:多因治疗不规范、不彻底引起。尿道炎症状常反复出现,可合并前列腺炎、精囊腺炎、附睾炎、膀胱炎或引起尿道狭窄等。

2.女性淋病

症状轻微,约 60％患者无症状。好发于宫颈、尿道、尿道旁腺、前庭大腺,分泌物初为黏液性后转为脓性,体检可见宫颈口红肿、触痛、脓性分泌物。上行感染则引起盆腔炎等,慢性反复发生的输卵管炎可致管腔狭窄、增厚粘连阻塞以致不孕或引起宫外孕。

3.其他

儿童淋病临床上常见新生儿淋球菌性眼结膜炎及幼女外阴阴道炎,淋球菌性结膜炎病情严重者可失明。播散性淋球菌感染较少见。淋球菌入侵血液后出现全身不适、食欲不振、高热、寒战等。可出现淋球菌性关节炎及淋球菌性败血症。

(二)实验室检查

取尿道分泌物直接涂片镜下可见淋球菌,聚合酶链反应(PCR)检测淋球菌DNA,淋球菌培养。

三、诊断

有不洁性交史,性伴感染史,与淋病患者间接接触史或新生儿母亲有淋病史等,以及各种类型淋病的临床表现。

四、鉴别诊断

(一)非淋菌性尿道炎

主要由沙眼衣原体和解脲支原体感染所引起,其潜伏期较长,尿道炎症较轻,尿道分泌物少,分泌物查不到淋球菌。有条件者可作衣原体、支原体检测。

(二)念珠菌性尿道炎

病史较长,多有反复感染史,尿道口、龟头、包皮潮红,可有白色垢物,明显瘙痒,实验室检查可见念珠菌丝。

五、治疗

(一)中医

1.内治

(1)湿热毒蕴证

主要证候:尿道口红肿,尿液浑浊如脂,尿道口溢脓,尿急、尿频、尿痛,尿道灼热,严重者尿道黏膜水肿,附近淋巴结红肿疼痛。女性宫颈充血、触痛,并有脓性分泌物,或有前庭大腺红肿热痛等。发热,舌红,苔黄腻,脉滑数。

治法:清热利湿,解毒化浊。

方药:龙胆泻肝汤加减。

(2)阴虚毒恋证

主要证候:小便不畅、短涩,淋沥不尽,女性带下多,或尿道口见少许黏液,酒后或疲劳后易复发,腰酸腿软,五心烦热,食少纳差,舌红,苔少,脉细数。

治法:滋阴降火,利湿祛浊。

方药:知柏地黄丸加减。

(3)毒邪流窜

主要证候:前列腺肿痛、拒按,小便溢浊或点滴淋沥,腰酸下坠感。女性有下腹部隐痛、压痛,外阴瘙痒,白带多,或有低热不适感。舌红,苔薄黄,脉滑数。

治法:清热利湿,解毒化浊。

方药:萆薢分清饮加减。

可选用蒲公英胶囊、龙胆泻肝丸等。

2.外治

可选用苦参汤或二矾汤煎水外洗局部,每日 3 次。

(二)西医

应及时、足量、规则用药。应同时治疗性伴侣。临床选用抗生素治疗,常选用头孢类、大观霉素、喹诺酮类,如淋菌性尿道炎用头孢曲松 250mg,一次肌内注射,或大观霉素 2g(宫颈炎 4g),一次肌内注射,或环丙沙星 500mg,一次口服。其用量及疗程根据儿童、成人及疾病急慢性、不同部位而有所不同。

六、预防与护理

(1)净化社会风气,禁止嫖娼卖淫;注意个人卫生与寝具卫生;忌烟酒及辛辣刺激之品。

(2)规范用药,治疗后做细菌学检查,性伴侣同时治疗。

第三节　非淋菌性尿道炎

非淋菌性尿道炎是指由淋球菌以外的其他病原体,主要是沙眼衣原体和支原体等引起的一种性传播疾病,以性活跃的中青年多见。在我国,已成为较常见的性传播疾病之一。本病应属于中医学的"淋证""淋浊"的范畴。

一、病因病机

本病多因肝郁气滞、下焦湿热以及肝肾亏虚导致膀胱气化功能失司,三焦通调不利而产生。

二、辨病

1.症状

(1)临床表现与淋病相似而较淋病轻,有尿道刺痒,伴有尿急、尿痛及排尿困难。

(2)男性患者可发生尿道炎、附睾炎和前列腺炎,有尿频、尿急、尿痛,尿道刺痒及尿道口潮红等症状,在较长时间不排尿或清晨首次排尿前,可有少量的黏液性分泌物。

(3)女性患者症状不如男性典型,很多患者可无症状,一般可发生尿道炎、黏液脓性宫颈炎、急性盆腔炎及不育症等。

2.体征

可见尿道口潮红及尿道口少量清稀黏液性分泌物。

3.辅助检查

(1)常规检查:直接免疫荧光法、酶联免疫法、沙眼衣原体培养、解脲支原体培养。

(2)特殊检查:聚合酶链反应(PCR)和连接酶链反应(LCR)。此二法敏感性和特异性均优于其他方法。

三、类病辨别

本病主要根据病史(如性接触史、配偶感染史),临床表现和实验室检查结果进行诊断。应与淋病和念珠菌性尿道炎、阴道滴虫病相鉴别。

四、中医论治

(一)论治原则

培补肝肾,清利湿热。

(二)分证论治

根据2002年中国医药科技出版社出版的《中药新药临床研究指导原则(试行)》,将非淋菌性尿道炎的中医辨证分为湿热阻滞、肝郁气滞、阴虚湿热证,在目前非淋菌性尿道炎的临床和科研中已被广泛采用。

1.湿热阻滞证

主要证候:尿频、尿急、尿痛,淋沥不畅,尿道口潮红,尿色稍有浑浊,口燥咽干;舌质红苔黄腻,脉滑数。

治法:清热泻火,利尿通淋。

方药:八正散加减(车前子、瞿麦、扁蓄、滑石、山栀子仁、甘草、木通、大黄)。

加减:热毒甚者,加土茯苓以解毒除湿;尿色浑浊重者,加虎杖以清热解毒。

2.肝郁气滞证

主要证候:尿频、尿急、尿痛,睾丸肿胀偏坠,痛引少腹;舌质黯红,苔薄白,脉弦数。

治法:行气止痛,利水通淋。

方药:橘核丸加减(炒橘核、海藻、昆布、海带、川楝子、桃仁、炒厚朴、木通、炒枳实、炙元胡、肉桂、木香)

加减:寒甚者,可加小茴香、吴茱萸等以散寒止痛;寒湿化热,阴囊红肿痒痛者,加黄柏、土茯苓、车前子以清利湿热。

3.阴虚湿热证

主要证候:小便短赤,淋沥不尽;伴尿痛,腰酸腿软,五心烦热,食少纳差,口干咽痛;舌质红,苔少,脉细数。

治法:滋阴降火,利湿祛浊。

方药:知柏地黄汤加减(知母、熟地黄、黄柏、山茱萸、山药、牡丹皮、茯苓、泽泻)。

加减:湿热甚者,加土茯苓、草薢以解毒除湿,滋阴清热。

(三)特色治疗

1.专方专药

(1)刘复兴教授以龙胆泻肝汤治疗湿热型非淋菌性尿道炎:龙胆草 10g,车前子 30g,通草 10g,竹叶 10g,苦参 15g,炒黄芩 15g,滇重楼 30g,台乌药 15g,川楝子 15g,土茯苓 100g,蜈蚣 2 条。加减:淋病多以湿热下注为主,在初治时,由于标象明显,急则治标,故以清热利湿解毒为主;后期若肝肾亏虚,则可加菟丝子 30g,覆盆子 15g,枸杞子 30g,车前子 30g,五味子 6g 以补肾填精为主。若会阴肿胀已经消除,夜间眠可,可服用知柏地黄丸以巩固疗效。

(2)刘复兴教授以温益肾阳、调畅气机法治疗慢性非淋菌性尿道炎:菟丝子 30g,覆盆子 20g,枸杞子 20g,车前子 30g,五味子 15g,鹿角霜 30g,桂枝 15g,细辛 5g,川木通 30g,炒川楝子 15g,水蛭 15g。加减:若寒象明显,气机阻滞,可增加炒川楝子 30g,小茴香 30g,制香附 30g。后期为巩固疗效,在忌食辛辣食品及忌饮酒的基础上,可交替服用知柏地黄丸与金匮肾气丸。

2.推拿疗法

以肝肾经部位为主,常用手法为按法、揉法、抹法等。

3.针刺疗法

针刺取复溜、太溪、足三里为主。

4.艾灸疗法

以艾条悬灸足三里、三阴交、复溜、太溪、肾俞、气海穴,每次取一穴双侧灸20min,两穴交替。

5.耳针治疗

常用穴为三阴交、肾俞、交感、肾上。每隔 2d 换贴 1 次,每次一耳,双耳交替,15 次为 1 疗程。

6.药枕疗法

可选清热解毒类中药,如贯众 100g,败酱草 100g,蒲公英 100g,土茯苓 100g。上药混合,放入粉碎机中粉碎,不过筛,粉碎后的颗粒直径在 0.5cm 以下,选用棉质布缝制成小袋,将上述经粉碎后的药物全部装入袋中,此药枕放到患者平时用的枕头上面或嵌入平时用的枕头内,每次睡觉时必须枕在上面,清晨起床后用塑料袋将药枕封好,以减缓药物的挥发。此法可增强清热利湿作用。

7.外敷

可用贯众 100g,败酱草 100g,蒲公英 100g,煎水外洗局部,每天 3 次。

8.食疗

可用人参泡水饮用,每次 3g,每天 2 次,以增强患者正气。

五、西医治疗

1.治疗原则

以早期诊断、早期治疗、规则用药为原则,选用喹诺酮类、大环内酯内类或四环素类抗生素。

2.常用方法

药物治疗:左氧氟沙星 200mg,每天 2 次;莫西沙星 400mg,每天 1 次;罗红霉素 150mg,每天 2 次;红霉素 500mg,每天 2 次;米诺环素 100mg,每天 2 次。儿童用量为:红霉素 20～30mg/(kg·d),2～3 次口服;阿奇霉素 10mg/(kg·d)。

六、预防调护

(1)杜绝不洁性交。

(2)早期及时规范治疗。

(3)患病期间暂停性行为,注意个人卫生。

（4）忌烟酒、辛辣刺激性食物。

七、疗效判定标准

（1）有效：患者的自觉症状消失，无尿道分泌物，尿沉渣无白细胞，细菌涂片未见衣原体。

（2）无效：未达到以上标准者。

第四节　尖锐湿疣

尖锐湿疣是由人乳头瘤病毒所致，主要发生在肛门及外生殖器等部位，以疣状增生物为主要表现的性传播疾病，主要通过性行为传播。属于中医"臊疣""瘙瘊"等范畴。

一、病因病理

（一）中医

由于性滥交或房事不节，秽浊不洁，感受秽浊之毒，毒邪蕴聚，酿生湿热，湿热下注皮肤黏膜而发赘疣。湿邪黏滞易伤正气，正虚邪恋，致尖锐湿疣容易复发，难以根治。

（二）西医

本病病原体为人乳头瘤病毒（HPV）的 6 型、11 型、16 型、18 型，主要经性接触传播，少数患者由污染的日用物品间接传染。由于 HPV 亚临床感染和潜伏感染以及细胞免疫功能低下的原因，致使尖锐湿疣治疗后极易复发。

病理改变主要有角化不全，棘层增厚，表皮突起呈乳头瘤样增生，颗粒层和棘层上部出现空泡化细胞。

二、临床表现

（一）症状

本病潜伏期一般为 1～8 个月，平均为 3 个月。常无明显自觉症状，少数可有异物感、灼痛、刺痒或性交不适、白带增多有臭味等表现。

（二）体征

皮损初起为柔软淡红色小丘疹，逐渐增大增多，表面凹凸不平，湿润柔软呈乳头状、菜花状或鸡冠状、蕈样状，常呈白色、粉红色或污灰色，表面易发生糜烂，有渗液、浸渍及破溃,可合并出血及感染。

（三）实验室检查

醋酸白试验阳性,组织病理检查可见角化不全,棘层增厚,表皮突起呈乳头瘤样增生。

三、诊断

本病根据病史(性接触史、配偶感染史或间接接触史等)、典型临床表现可诊断。实验室检查结果有助于确诊。

四、鉴别诊断

（一）扁平湿疣

为二期梅毒疹,发生于生殖器者为肥厚性斑块,表面扁平糜烂,可有密集颗粒呈乳头状、菜花状,基底宽,暗视野可查出梅毒螺旋体,梅毒血清反应强阳性。

（二）阴茎珍珠状丘疹

发生在男性龟头冠状沟边缘的细小圆锥状、排列成单行或多行的、白色或淡红色小丘疹,不融合,无自觉症状,醋酸白试验阴性。

五、治疗

（一）中医治疗

1.内治

（1）湿毒下注证

主要证候:赘生物色灰褐或淡红,质地软,表面秽浊潮湿,触之易出血,恶臭,小便色黄或不畅,苔黄腻,脉滑或弦数。

治法:利湿化浊,清热解毒。

方药:萆薢化毒汤加减。

（2）脾虚毒蕴证

主要证候:外生殖器反复出现疣状赘生物,体弱肢倦,食少纳差,声低懒言,大便溏,小便清长,舌质淡胖,苔白,脉细弱。

治法:益气健脾,化湿解毒。

方药:黄连解毒汤合参苓白术散加减。

2.外治

（1）熏洗法:板蓝根、山豆根、木贼草、香附各30g;或白矾、皂矾各120g,侧柏叶

250g,生苡仁 50g,孩儿茶 15g。煎水先熏后洗,每日 1～2 次。

（2）点涂法:五妙水仙膏点涂疣体,或鸦胆子油点涂患处,应注意保护周围正常皮肤,适用于疣体小而少者。

（二）西医治疗

1.内用药物

常用干扰素、胸腺肽、阿昔洛韦等抗病毒和免疫调节剂治疗。

2.外用药物

可选用 5％氟尿嘧啶软膏,30％～50％三氯醋酸溶液,0.5％足叶草毒素酊等外用。

3.物理疗法

可选用 CO_2 激光、高频电刀电灼、液氮冷冻等方法治疗。

4.手术治疗

单发或巨大尖锐湿疣可手术切除。

六、预防与护理

（1）加强个人修养,避免不洁性交。

（2）患者衣物等用品应消毒并与家人用品隔离,以防间接传染。

第五节　生殖器疱疹

生殖器疱疹是由单纯疱疹病毒（HSV）感染泌尿生殖器及肛周皮肤黏膜而引起的一种慢性、复发性的性传播疾病。属于中医"阴疮""阴疳"等范畴。临床以外阴生殖器出现水疱、溃疡为特征。

一、病因病理

（一）中医

本病多因房事不洁,外感湿热淫毒,蕴阻于外阴皮肤黏膜,热腐皮肤,形成热疱。反复发作者,耗伤气阴,肝肾阴虚,或脾虚湿困,正虚邪恋,遇劳遇热可发。

（二）西医

本病主要是 HSV-Ⅱ感染,临床上约占 90％,经性接触传染为主。HSV 侵入机体后引起表皮局灶性炎症和坏死,发生原发性生殖器疱疹。皮损消退后病毒潜伏于骶神经节,在机体抵抗力降低、月经、感冒、受凉或劳累等诱发因素作用下使潜伏病毒激活而复发。少数患者由 HSV-Ⅰ通过呼吸道、皮肤黏膜密切接触传染,引起生殖器感染。女性生殖器疱疹还与宫颈癌的发生密切相关。

二、临床表现

(一)症状与体征

本病好发于 15～45 岁性活跃期男女,临床上可分为原发性和复发性。原发性生殖器疱疹在首次感染生殖器疱疹病毒 2～14d 后发病,平均 3～5d。外生殖器或肛周部位可见小红丘疹、小水疱、糜烂、溃疡,自觉疼痛或瘙痒,常伴腹股沟淋巴结炎以及发热、头痛、乏力等全身症状。一般 2～3 周损害结痂、愈合。

复发性生殖器疱疹在原发性生殖器疱疹皮损消退后 1～4 个月内发生,疲劳、饮酒、月经、慢性病、精神因素等常成为诱发因素。皮损一般于原部位或附近出现,亦可在不同的部位,皮损类似于原发性生殖器疱疹,但病情较轻,病程较短。发疹前常有局部烧灼感、针刺感或感觉异常等前驱症状。

(二)实验室检查

聚合酶链反应(PCR)检查出 HSV。

三、诊断

根据不洁性交史或配偶感染史,外生殖器或肛周群集水疱,局部灼热疼痛,病程短,病情反复等特点不难诊断。

四、鉴别诊断

(一)软下疳

不洁性交史后潜伏 2～3d,皮损呈圆形或椭圆形、边缘不整的穿凿样溃疡,疼痛明显,不会反复发生,涂片有杜克雷嗜血杆菌,1～2 周可出现腹股沟淋巴结肿大。

(二)固定型药疹

发病前有用药史而无不洁性交,生殖器局部红斑、水疱、糜烂、溃疡,自觉痒痛,一般为单发,再次用药后可复发,抗过敏治疗有效。

五、治疗

(一)中医治疗

1.内治

本病发作期以清热解毒、利湿祛邪为主,非发作期以益气养阴、健脾利湿为主。

（1）肝胆湿热证

主要证候：外生殖器部位簇集性水疱，糜烂渗出或溃疡，灼热疼痛，或瘙痒，口干口苦，小便黄赤，大便干结，舌质红，苔黄腻，脉弦数。

治法：清肝利湿解毒。

方药：龙胆泻肝汤加减。

（2）脾虚湿阻证

主要证候：水疱反复发作，大而易溃烂，渗出明显，瘙痒，面色无华，少气乏力，口淡乏味，纳呆，大便溏，舌质淡，苔白，脉沉细。

治法：健脾利湿，清热解毒。

方药：除湿胃苓汤加减。

（3）肝肾阴虚证

主要证候：疱疹反复发作，水疱干涸较小，腰膝酸软，口干心烦，失眠多梦或五心烦热，遗精早泄，舌红，少苔，脉细数。

治法：滋养阴液，扶正祛邪。

方药：知柏地黄丸加减。

2.外治

用青黛散加适量麻油调匀后外擦患处，糜烂面可用紫草油外擦。水疱未破溃时，取白花蛇舌草、蒲公英、紫草、黄柏等水煎外洗患处。

（二）西医

1.内用药物

本病应用抗病毒药物，主要有阿昔洛韦、喷昔洛韦、万昔洛韦等。此外可选用增强免疫功能之药物如胸腺肽、转移因子、干扰素等作为辅助治疗。合并感染时可选用抗生素治疗。

2.外用药物

应保持患处清洁、干燥，可使用1∶5000高锰酸钾溶液或5％聚维酮碘溶液外洗患处，或外用3％阿昔洛韦软膏、1％喷昔洛韦乳膏和酞丁胺霜等。局部疼痛、症状明显者可外用5％利多卡因软膏以缓解疼痛。

六、预防与护理

（1）尽量去除诱发因素，避免不洁性交。

（2）保持局部卫生，饮食清淡。

（3）妊娠期生殖器疱疹如在分娩前期出现病情活动应行剖宫产。

第六节　艾滋病

艾滋病的全称是获得性免疫缺陷综合征,是由感染人类免疫缺陷病毒(HIV病毒)所致的传染性疾病。主要通过性接触及血液、血液制品和母婴传播而感染。HIV能攻击人体免疫系统中最重要的 CD4 T 淋巴细胞,大量破坏该细胞,使人体丧失免疫功能。导致人体易于感染各种疾病,并可发生恶性肿瘤,病死率较高,已经引起全世界的高度重视。本病属于中医学的"疫疠""虚劳""癥瘕"等范畴。

一、病因病机

艾滋病的发生为邪毒外袭和正气不足两方面。正气不足主要为肾不藏精、肾亏体弱,所谓"邪之所凑,其气必虚";邪毒为疫疠之气,具有强烈的传染性。

二、辨病

1.症状

根据细胞免疫缺陷程度不同,临床症状可分为 3 个阶段。

(1)艾滋病病毒感染:90%的新近感染者完全没有症状,为 HIV 病毒携带者,是艾滋病的传染源,部分患者早期出现传染性单核细胞增多的症状,有的可表现为除腹股沟淋巴结外,全身淋巴结至少有 2 个以上持续肿大 3 个月。

(2)艾滋病相关综合征:10%以上的患者会出现相关症状及体征,通常有发热、腹泻、体重下降,全身浅表淋巴结肿大。同时常有非致命性的真菌、病毒或者细菌性感染,如口腔白色念珠菌感染,皮肤单纯疱疹、带状疱疹感染等。

(3)艾滋病:约 1%的 HIV 感染者可发展为艾滋病,表现为严重的免疫缺陷而致的条件性病原体感染和少见的恶性肿瘤,如卡波西肉瘤、淋巴瘤等。部分中青年患者可出现痴呆。卡氏肺囊虫肺炎或者中枢神经系统感染是多数艾滋病患者死亡的直接原因。未予治疗者,在进入此期后的平均生存期为 12～18 个月。

2.体征

本病常出现原因不明的持续性发热;皮肤、黏膜出现白色念珠菌感染或者卡波西肉瘤、淋巴瘤;持续性腹泻、腹痛、消瘦无力,肝脾肿大;呼吸困难,胸痛、咳嗽;反复发生的败血症以及并发恶性肿瘤等。

3.辅助检查

(1)常规检查:HIV 抗体检测,机体免疫功能检查[外周血淋巴细胞显著减少,

CD4<200/μL,CD4/CD8<1.0,(正常人为 1.25～2.1)],CD4$^+$淋巴细胞计数;各种条件致病性感染的病原体检查。

（2）特殊检查:PCR 技术检测 HIV 病毒。

三、类病鉴别

1.鱼鳞病

是一组以皮肤干燥并伴片状鱼鳞样固着性鳞屑为特征的角化异常性皮肤病。

2.单纯疱疹

由单纯疱疹病毒引起,临床以簇集性水疱为特征,有自限性。

四、中医论治

（一）论治原则

扶正祛邪,培本固元。

（二）分证论治

艾滋病目前尚无特效的疗法。主要以控制病情发展,延长患者存活时间,提高生活质量为前提。根据 2002 年中国医药科技出版社出版的《中药新药临床研究指导原则(试行)》,将艾滋病的中医辨证分为肺卫受邪、肺肾阴虚、脾胃虚弱、脾肾亏虚、气虚血瘀、窍闭痰蒙 6 型。目前在临床和科研中已被广泛采用。

1.肺卫受邪证

主要证候:急性感染期常见。症见发热,微畏寒,咳嗽,身稍痛,乏力,咽痛;舌质淡红,苔薄白,脉浮。

治法:辛凉宣肺,清热解毒。

方药:银翘散加减(连翘、金银花、苦桔梗、薄荷、牛蒡子、竹叶、荆芥穗、生甘草、淡豆豉)。

加减:如湿热重者,加土茯苓、夏枯草以解毒除湿,清热泻火。

2.肺肾阴虚证

主要证候:多见于以呼吸系统疾病为主的中晚期患者,以卡氏肺囊虫肺炎、肺结核为多见。症见发热,咳嗽痰少,或痰中带血,或声音嘶哑,腰膝酸软,形体消瘦,口燥咽干,骨蒸潮热,盗汗,颧红,全身可见淡红色皮疹,伴轻微瘙痒;舌质红,少苔,脉沉细数。

治法:滋阴益肾,解毒化痰。

方药:百合固金汤加减(生地、熟地、麦冬、贝母、百合、当归、赤芍、甘草、玄参、桔梗)。

加减:若痰热较重,可加虎杖、夏枯草以解毒清热、止咳化痰。

3.脾胃虚弱证

主要证候:以消化系统病症为主。症见泄泻时轻时重或时发时止,大便稀溏,色淡无臭味,夹有不消化食物残渣,食后易泻,吃多后见腹胀、大便多,平素食欲不振,恶心欲吐;面色萎黄,神疲倦怠,形体瘦弱;舌质淡有齿痕,苔薄白,脉虚无力。

治法:扶正祛邪,健脾益气。

方药:六君子汤合参苓白术散加减(党参、白术、茯苓、陈皮、法半夏、炙甘草、山药、炒扁豆、莲子肉、薏苡仁、砂仁、桔梗)。

加减:若湿邪盛者,加猫爪草以清热利湿、解毒。

4.脾肾亏虚证

主要证候:多见于晚期患者,预后较差。症见面色不华,形体消瘦,食少,倦怠,腹胀、便溏或见眼花、耳聋、食不知味,四肢厥逆,毛发枯槁;舌质淡嫩,苔白,脉虚缓等。若因湿浊食滞以致脾气不升,则见头重如蒙、倦怠、不欲食、腹胀或腹痛;舌质淡,苔厚腻,脉沉缓。

治法:温补脾肾,益气回阳。

方药:肾气丸合四神丸加减(干地黄、山药、山茱萸、泽泻、茯苓、牡丹皮、桂枝、附子、怀山药、莲子、芡实)。

加减:如脾气亏虚甚,可加猪苓以利湿渗下,辅助正气。

5.气虚血瘀证

主要证候:以卡波西肉瘤多见。症见面色淡白或晦滞,身倦乏力,气少懒言,疼痛如刺,常见于胸胁,痛处不移,拒按;舌质淡黯或黯有紫斑,脉沉涩无力。

治法:活血化瘀,补益正气。

方药:补阳还五汤加减(黄芪、当归尾、赤芍、地龙、川芎、红花、桃仁)。

加减:如气虚甚者,加炙甘草、灵芝以益气活血。

6.窍闭痰蒙证

主要证候:多见于侵及中枢神经系统的中晚期患者。症见神志恍惚,表情淡漠,谵妄,烦躁不安,撮空理线,嗜睡,甚则昏迷,或伴肢体颤动,抽搐,咳逆喘促,咳痰不爽;舌质黯红或淡紫,苔白腻或黄腻,脉细滑数。

治法:清热化痰,开闭通窍。

方药:安宫牛黄丸加减(牛黄、水牛角浓缩粉、人工麝香、珍珠、朱砂、雄黄、黄连、黄芩、栀子、郁金、冰片)。

加减:如为寒甚者,可用苏合香丸以豁痰开窍。

(三)特色治疗

1.专方专药

毛宇湘教授用化浊解毒,健脾益气法治疗艾滋病。方药:佩兰 15g,藿香 12g,生黄芪 20g,僵蚕 15g,姜黄 15g,薏苡仁 30g,苦参 12g,土茯苓 20g,炒苍术 15g,紫草 15g,滑石 20g,甘草 12g,厚朴 15g,青蒿 15g,黄芩 10g,灵芝草 15g。水煎服。

2.针刺疗法

针刺有双向调节的作用,可以调动机体的免疫系统,提高抗病毒的能力。可选:合谷、阳陵泉、足三里、委中、列缺、关元、百会、阴陵泉、风池、命门、腰俞、脾俞等穴位。

3.艾灸疗法

以艾条悬灸足三里、三阴交穴,也可灸百会、阳陵泉穴,配合委中。每次取一穴双侧灸 20min,两穴交替,每日 1 次,每次 10～15min。可根据病情的好转程度继续治疗。

4.耳针治疗

常用穴为耳背沟、肾、心、交感,备用穴为耳神门、耳尖、肾。常用穴每次取 3～4 穴,酌加备用穴,每隔 2 天换贴 1 次,每次一耳,双耳交替,10 次为 1 疗程。

5.药枕疗法

抗 HIV 的中药可选用夏枯草 100g,黄芪 100g,淫羊藿 100g,板蓝根 100g,刺五加 100g,大青叶 100g,白头翁 100g。上药混合,放入粉碎机中粉碎,不过筛,粉碎后的颗粒直径在 0.5cm 以下,选用棉质布缝制成小袋。将上述经粉碎后的药物全部装入袋中,此药枕放到患者平时用的枕头上面或嵌入平时用的枕头内,每次睡觉时必须枕在上面,清晨起床后用塑料袋将药枕封好,以减缓药物的挥发。此法可增强患者正气。

6.外敷

外敷可用仙灵脾、云苓、当归等做成药饼,贴于足三里穴,以增强机体免疫力和抵抗力。

7.食疗

可选用增强免疫力和增加 T 细胞功能的中药如人参、当归、黄芪、黄精、白术、薏苡仁、天冬等和其他食物一起烹饪食用。

五、西医治疗

1.治疗原则

目前为止,尚无特效药物。以控制病情发展、延长患者存活时间、提高生活质量为原则。

2.常用方法

(1)叠氮胸苷(AZT):该药口服吸收好,能通过血脑屏障,抑制逆转录酶,阻断HIV复制,但不能杀灭细菌,停药后易于复发。

(2)免疫调节剂:干扰素、丙种球蛋白、异丙肌苷等。

(3)对症处理:若合并条件感染和恶性肿瘤,采取对症支持治疗即可。

六、预防调护

(1)坚持洁身自爱,避免婚前、婚外性行为。

(2)严禁吸毒,不与他人共用注射器。

(3)不要擅自输血和使用血液制品,要在医生的指导下使用。

(4)不要借用或共用牙刷、剃须刀、刮脸刀等个人用品。

(5)使用安全套是性生活中最有效的预防性病和艾滋病的措施之一。

(6)要避免直接与艾滋病患者的血液、精液、乳汁和尿液接触,切断其传播途径。

(7)加强对艾滋病知识的宣传及普及。

七、疗效判定标准

依据中药新药治疗艾滋病临床研究的指导原则,艾滋病目前没有特效的治疗方法,以控制病情发展、延长患者存活时间、提高患者的生活质量为疗效标准。

参考文献

[1]李斌,陈达灿.中西医结合皮肤性病学[M].北京:中国中医药出版社,2017.

[2]陈达灿,李红毅.中西医结合皮肤性病学[M].2版.北京:科学出版社,2018.

[3]雷鹏程.皮肤病性病中西医结合治疗学[M].北京:北京大学医学出版社,2013.

[4]皮先明.皮肤病性病中西医结合治疗[M].北京:人民军医出版社,2013.

[5]李斌,强燕.中西医结合皮肤性病临床手册[M].北京:科学出版社,2016.

[6]陈德宇.中西医结合皮肤性病学[M].北京:中国中医药出版社,2012.

[7]刘涛.皮肤"癣"类病名考证及其规范研究[M].北京:中国中医科学院,2017.

[8]高瀚男.天疱疮住院患者中西医治疗临床分析[M].广州:广州中医药大学,2014.

[9]王仲霞,景婧,何婷婷,等.感染性疾病中西医结合认知模式探析[J].传染病信息,2019(3):278-282.

[10]李长如,陈灵敏,曾秋林.中西医结合治疗淋球菌感染性淋病96例临床观察[J].检验医学与临床,2011,8(9):1120-1121.

[11]石学峰.中医药参与艾滋病防治的对策研究[D].北京:北京中医药大学,2015.

[12]崔伟锋,李星锐,郭建中,等.基于倾向评分法的中西医结合方案治疗艾滋病的生存评价研究[J].中国全科医学,2016,19(13):1594-1597.